你问我答

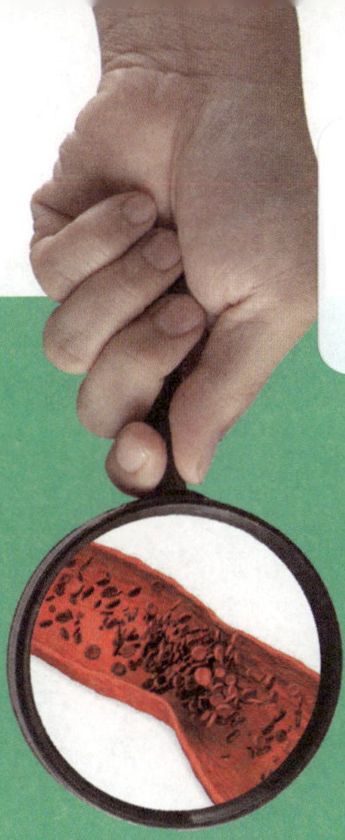

——静脉血栓栓塞症健康知识科普手册

⊙张霞平　杨　波　刘　娟　主编

湖南师范大学出版社
·长沙·

编委会

组　编

湖南省静脉治疗临床医学研究中心

主　审

舒　畅　李亚敏

主　编

张霞平　杨　波　刘　娟

副主编

胡　佳　罗仙梅　范文文　曾凤飞　刘　莉

绘　图

黄艾弟

编　委

王　露　长沙市第一医院
刘　娟　中南大学湘雅二医院
刘　莉　中南大学湘雅二医院
朱洁婷　中南大学湘雅二医院
张霞平　中南大学湘雅二医院
张　华　中南大学湘雅二医院
张艳艳　澧县人民医院
张　珺　中南大学湘雅二医院
杨　波　中南大学湘雅二医院
李沐梓　中南大学湘雅二医院
肖　乐　中南大学湘雅二医院
陈欣蕾　中南大学湘雅二医院
陈　彬　中南大学湘雅二医院
陈懿娴　中南大学湘雅二医院
范文文　中南大学湘雅二医院罗
罗仙梅　中南大学湘雅二医院
胡　佳　中南大学湘雅二医院
唐华玲　隆回县人民医院
徐　静　中南大学湘雅二医院
梁飏绵　中南大学湘雅二医院
黄艾弟　中南大学湘雅二医院
曾莎莉　中南大学湘雅二医院
曾凤飞　中南大学湘雅二医院

前 言

随着人口老龄化的加剧，血管外科疾病的发病率逐年增高，正逐渐成为威胁人类健康的常见疾病之一。静脉血栓栓塞症（VTE）为血管外科常见疾病，包括深静脉血栓形成和肺血栓栓塞症。骨科、脊柱、肿瘤等相关疾病患者，孕妇，日常生活中长时间久坐等都容易发生 VTE。VTE 是仅次于急性心肌梗死和脑卒中的第三大血管疾病，也是患者外科术后常见并发症之一，严重威胁人类健康。

多年的临床一线护理工作让我们深深感受到健康教育是医护人员一项非常重要的工作内容，对于促进患者康复，减少并发症的发生，减轻患者心理压力等具有重要意义。目前，临床护士对患者进行健康教育时缺乏条理性和全面性，部分护士对以什么形式给患者进行健康教育时常感到束手无策。同时，患者对相关疾病知识缺乏，直接影响患者的康复。指导患者掌握血管疾病的健康知识，改善生活方式，可以降低并发症的发生，提高生活质量。

目前已出版的 VTE 相关书籍以教材为主，针对临床指导的科普读物缺乏，很少结合案例来编写，对居家型 VTE 患者缺少指导，同时无图片辅助，也未采用问答形式，枯燥无味，很难吸引读者的兴趣。《你问我答——静脉血栓栓塞症健康知识科普手册》是由具有临床经验的 20 余位省内护理专家共同编写，包含 9 个章节，分别从 VTE 概念、病因、治疗、药物、护理、手术、静脉导管相关性血栓、专科与血栓等内容进行介绍，每章从案例导入，针对案例提出相关问题进行一问一答，并配以图片，采用清晰、通俗的语言进行表述，将血栓知识以“图片形式”“一问一答”的形式进行展现，向大众普及，使其产生极大感染力，将科学性、知识性转向艺术性、通俗性和趣味性，能让患者及家属掌握疾病的相关知识，更好地帮助患者恢复健康。这本书不仅让护士学会“我该如何指导”，而且让患者及家属知晓“我该如何做”。该书可以用于临床指导，供居家型 VTE 患者及有科普需求的广大群众使用，也可作为血管外科护士与医疗诊治水平同步发展的健康教育读本，以提高血管外科临床护士健康教育水平。因此，这是一本护士和患者都值得阅读的实用图书。

编　者

2024年5月

目 录

第一章　概念篇

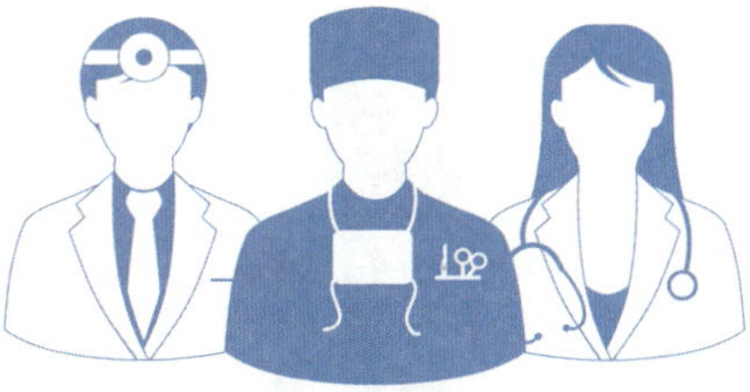

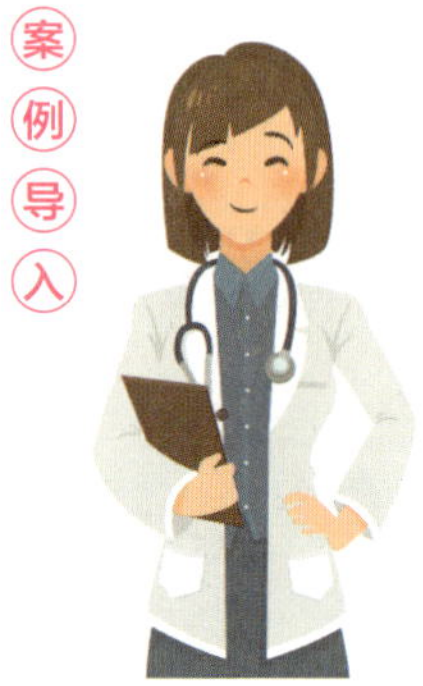

何女士，40 岁，前段时间因为下雨天路滑摔了一跤，左腿膝盖摔成线性骨折。从此，何女士开启了“整天葛优躺，吃饭点外卖”的生活，手机支架一架，追剧到深夜，而且，家里人天天煲骨头汤“以形补形”。一周后，何女士早起发现自己左腿肿了起来，她非常着急，怀疑自己的骨折严重了，紧急来到医院就诊。（图 1-1）

一番检查后医生对何女士说：“你这是骨折后躺久了，没有活动，血液回流缓慢，形成下肢深静脉血栓了。”

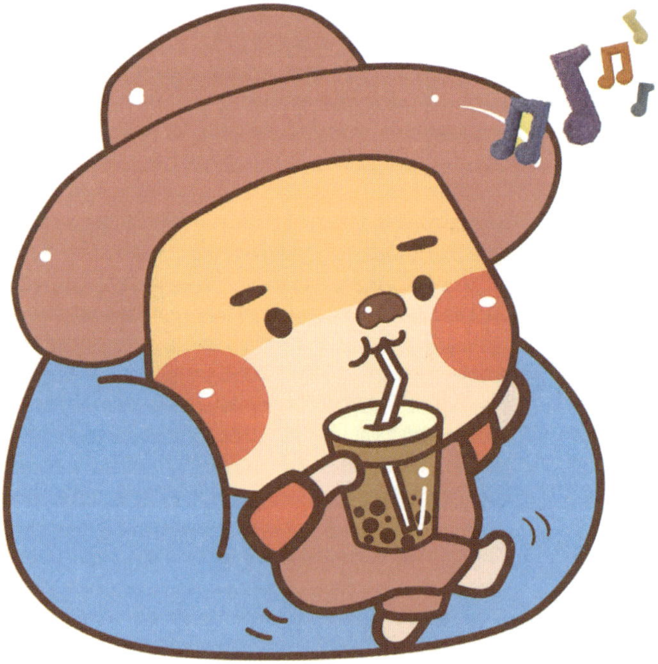

图 1-1 “葛优躺”

何女士："生活对我太不友好了，除了易胖、易摔，我现在又多了个新朋友易栓了，这可怎么办？"

王医生："你现在是急性期，需要立即住院治疗。"

何女士："王医生，你说的急性期是不是我的病非常严重会翘辫子那种？"

王医生："急性期是疾病的分类，你别太着急，兵来将挡，这个病最严重的并发症是肺栓塞，那是血栓脱落堵住了你的肺血管，是非常危险的。易栓就是血管被血凝块堵住了，就像我们的自来水管被堵住了一样的，我们要想办法不让它堵住，如果堵住了，也要想办法疏通，你先住院治疗，下面我给你普及此种疾病的相关知识。"

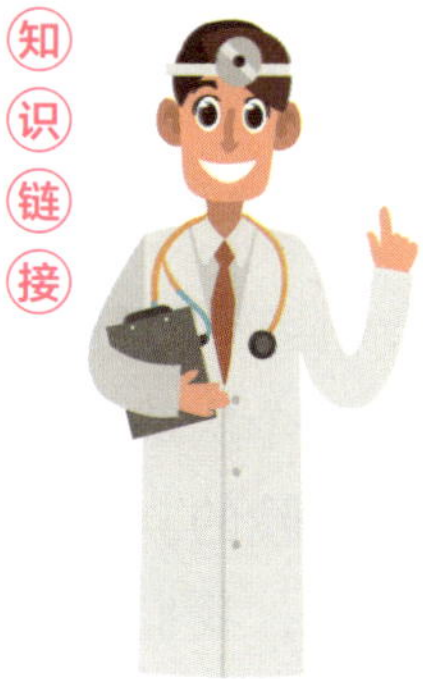

1. 什么是静脉?

答: 静脉是将全身各处组织器官中的血液运送回心脏的血管。静脉血管其实是白色的，但因为运送的是含氧量少的暗红色血液，直观地看上去呈青紫色，透过皮肤观察就是青色的血管，俗称“青筋”。静脉比动脉数目多，管径也大，故其容血量大。静脉管壁中的平滑肌和弹性组织不及动脉丰富，但结缔组织成分较多，故比动脉壁薄而柔弱，弹性也小。静脉也可根据管径的大小分为大静脉、中静脉、小静脉和微静脉。中静脉和小静脉常与相应的动脉伴行。（图 1-2）

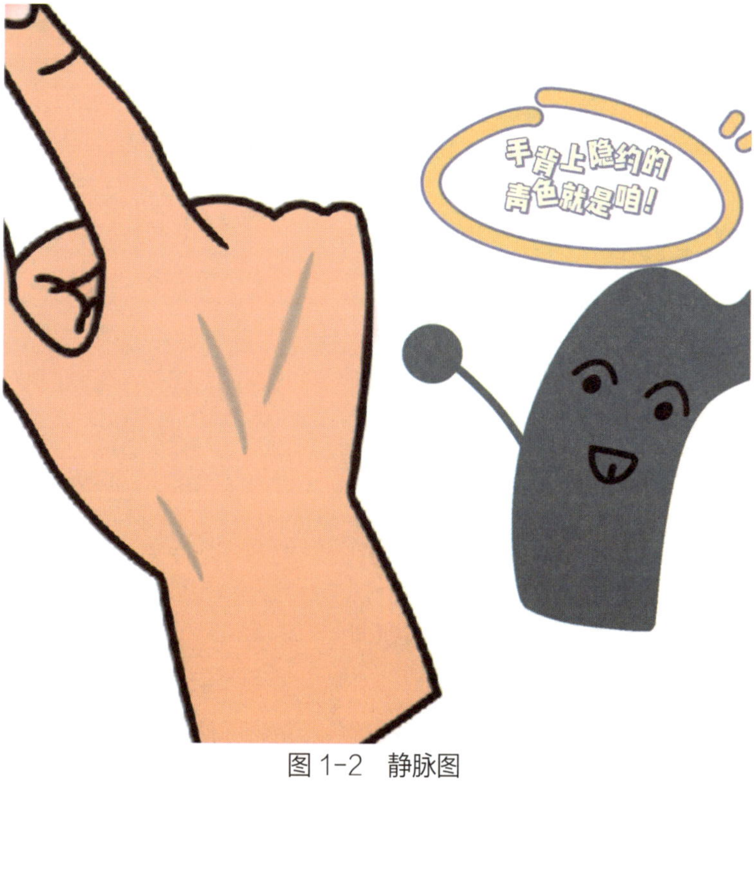

图 1-2　静脉图

2. 静脉血栓是一种什么病?

答: 静脉血栓是血液在静脉内凝结形成的凝块，可以导致血管部分或完全血栓栓塞。有些堵塞血管造成静脉回流障碍，后期发生组织肿胀、疼痛，甚至组织坏死等,有些血栓脱落流动到肺部血管,造成肺动脉栓塞等各种损害。

3. 什么是深静脉血栓（DVT）?

答: 静脉血栓可发生在深静脉，例如下肢的股静脉和腘静脉、腹腔内的髂静脉和下腔静脉、颈部的颈静脉、上肢的腋静脉和肱静脉等。这种血栓叫深静脉血栓。深静脉血栓脱落后可随血流来到肺部，可造成致死性肺栓塞，危及生命，需要紧急治疗。（图 1-3）

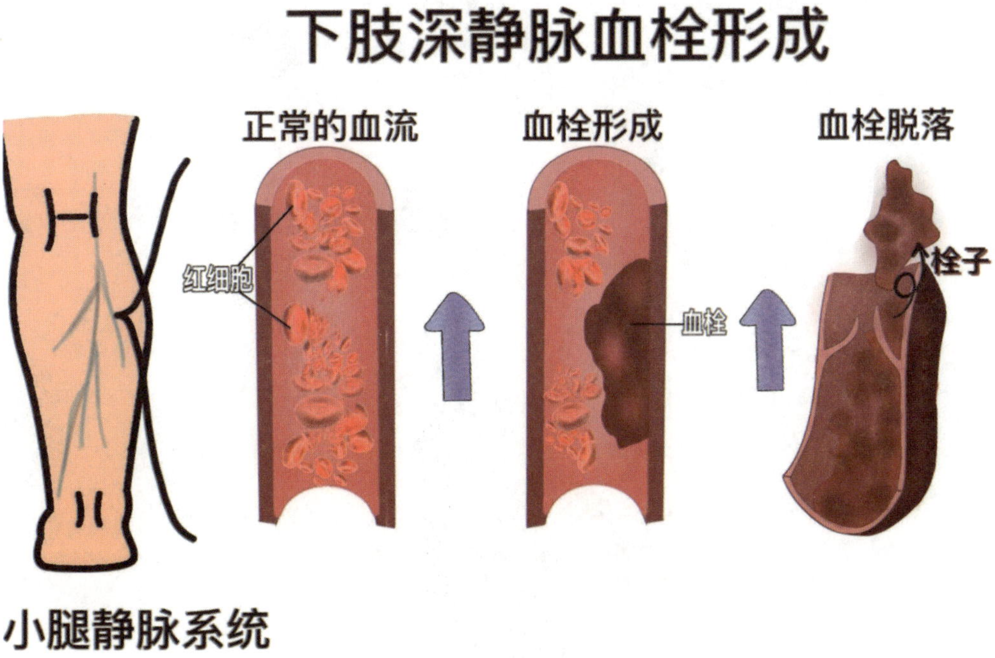

图 1-3　下肢深静脉血栓形成图

4. 什么是浅静脉血栓?

答: 静脉血栓也可以发生在浅静脉，例如下肢的大隐静脉和曲张的分支静脉、上肢浅表静脉、胸壁和腹壁浅表静脉等。

5. 什么是肺栓塞（PE）?

答: 肺栓塞是以各种栓子阻塞肺动脉系统为其发病原因的一种疾病或临床综合征的总称。深静脉血栓形成是引起肺栓塞疾病的主要原因。深静脉中的血栓脱落，就像一叶小舟一样随波逐流，当遇到更细的血管就卡在那里，将血管堵住了，若随着血液移动到肺部可引起肺栓塞，可能迅速导致死亡。（图 1-4）

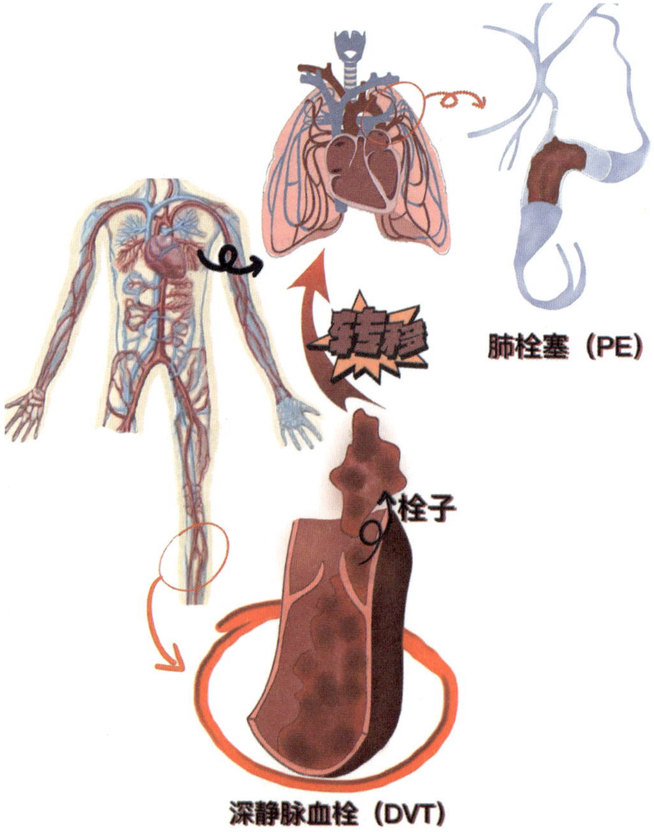

图 1-4　肺栓塞的形成过程图

6. 什么是静脉血栓栓塞症（VTE）?

答: 深静脉血栓（DVT）：是血液在深静脉内不正常凝结引起的静脉回流障碍性疾病，多发生于下肢。

肺栓塞（PE）：血栓脱落，随着血液移动到肺部可引起肺栓塞，可能迅速导致死亡。

由于 PE 与 DVT 在发病机制上存在互相关联，两者是同一疾病在不同部位的表现，也是同一疾病的不同阶段，因此两者统称为静脉血栓栓塞症（VTE）。

7. 静脉血栓栓塞症有哪些致病因素?

答: 静脉血栓栓塞症的致病因素有：血流缓慢、静脉壁损伤及血液的高凝状态。（图 1-5）

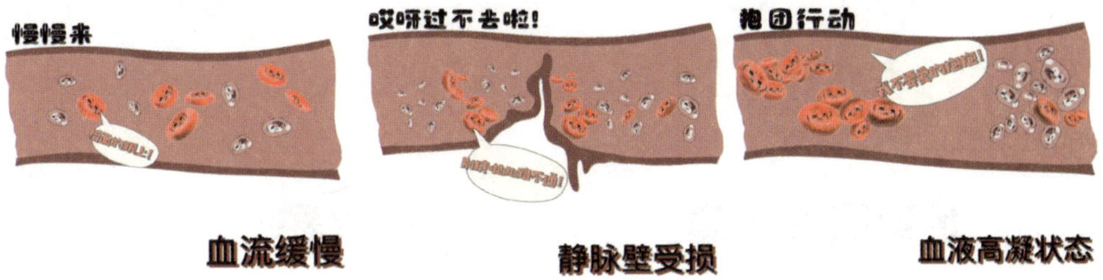

图 1-5 静脉血栓栓塞症致病因素图

8. 深静脉血栓有哪些表现?

答: 下肢和上肢的深静脉血栓主要表现为：肢体肿胀、肢体疼痛、皮温升高、静脉扩张。内脏静脉血栓的主要表现有：腹痛、腹胀、腹泻、便血、血尿等。危重的病人会出现器官坏死的症状，或者出现危及生命的心肺症状（肺栓塞）。（图 1-6）

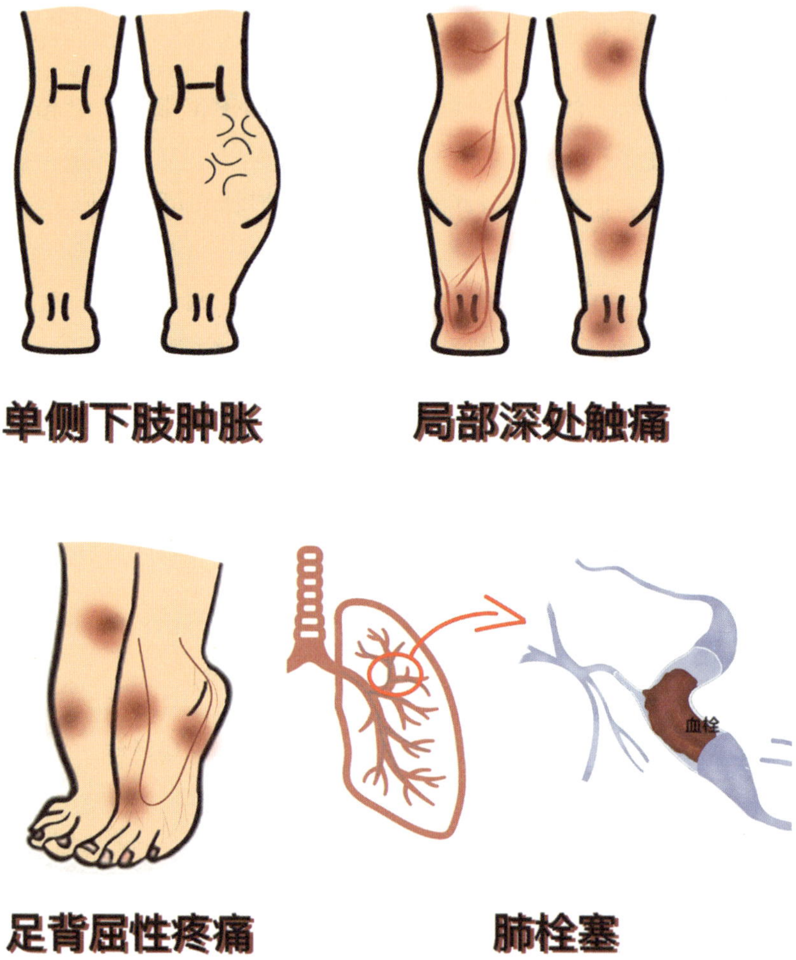

图 1-6　深静脉血栓的主要表现图

9. 浅静脉血栓有哪些表现?

答: 浅静脉血栓的主要表现为：浅表部位（皮下）会出现硬的条索、结节或肿块，并且红肿、疼痛。例如上肢静脉点滴后浅表静脉局部红肿等。

10. 肺栓塞有哪些表现?

答:肺栓塞可出现不明原因的气促、呼吸急促、胸痛（可能呼吸时加重）、心跳加快、头晕或失去知觉。患者表现出以上症状的不同组合，如果出现上述不适，又无法用其他常见疾病解释时应想到肺栓塞的可能，及时到专科就诊，以免贻误病情。（图 1-7）

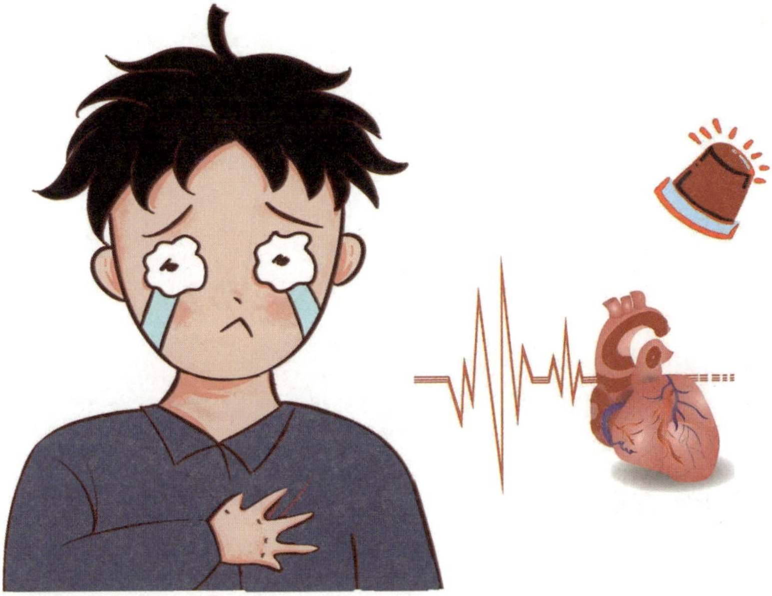

图 1-7　不明原因的呼吸急促、胸痛、心跳加快图

11. 什么是急性血栓？什么是慢性血栓？

答: 深静脉血栓发病 1 ~ 14 天为急性期，15 ~ 30 天为亚急性期，大于 30 天为慢性期。急性期深静脉血栓有发生肺栓塞风险，需要急诊住院治疗。如果没有接受过规范抗凝治疗，血栓有可能扩展或发生新血栓，即便在时间上是亚急性期、慢性期，也有可能发生肺栓塞风险，需根据实时检查结果酌情住院治疗。在有医生指导的条件下，酌情门诊治疗，病情有变化则需尽快住院治疗。

12. 血栓患者常规检查有哪些?

答:(1)常规项目:包括血常规、肝功能、肾功能、尿常规、粪常规、胸片、心电图等,以全面评估患者病情。(图 1-8)

(2)专科血液检查:D- 二聚体、血栓弹力图、血脂全套分析及遗传相关检查项目。

(3)无创检查:多普勒超声检查、CT、核磁共振成像等。(图 1-9)

(4)有创检查:静脉造影等。

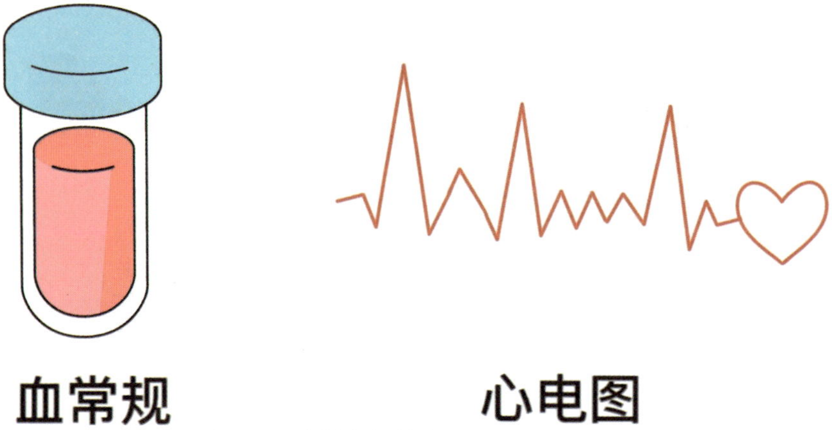

图 1-8 血栓常规检查图

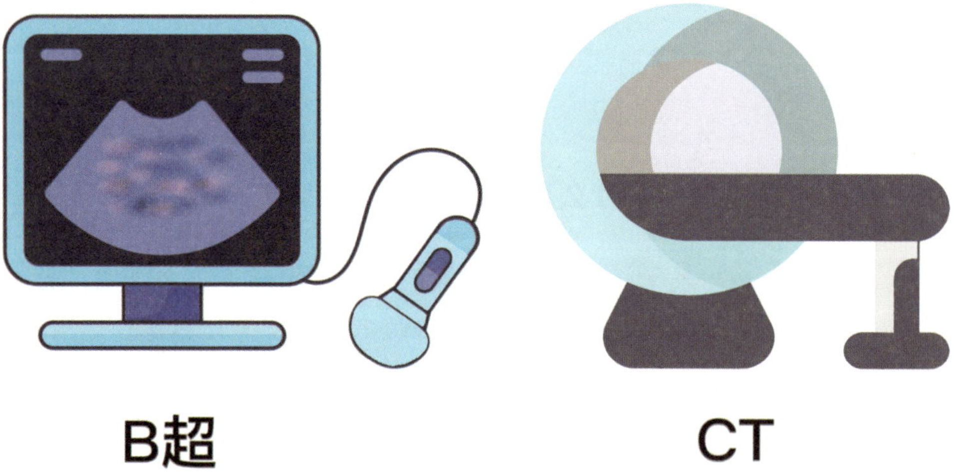

图 1-9 血栓无创检查图

13. 诊断深静脉血栓首选哪项检查?

答: 20 世纪 90 年代以前,诊断深静脉血栓的所谓“金标准”是静脉造影。静脉造影费用较高、操作较烦琐，患者有一定痛苦、有发生并发症风险，而且不能提供完整信息。目前，临床诊断深静脉血栓首选超声检查。其优点是:价格便宜，无痛苦，无创伤，无并发症，检查结果可反复验证。在有经验的超声医生操作下，其诊断准确性高，可以提供多种完整信息。诊断困难的少部分病例可以采取 CT 静脉成像、MRI 静脉成像检查。

14. 血栓患者如何选择日常饮食?

答: 血栓患者日常饮食原则为“三低一高一多”，即低盐、低脂、低胆固醇、高纤维素饮食和多饮水。

（1）低盐饮食：食盐摄入量 < 6 克 / 天（约为平时喝矿泉水瓶盖一半的位置），但不包括食物内自然存在的含盐量。禁腌制类食品，如腌腊鱼、腊肉、咸菜、皮蛋、火腿等。（图 1-10）

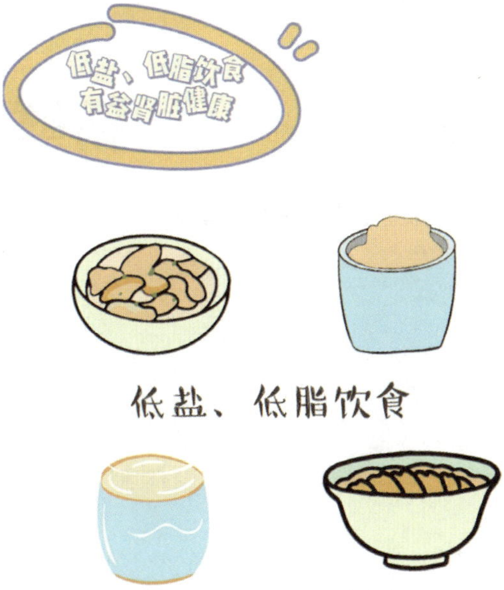

图 1-10 低盐低脂饮食图

（2）低脂饮食：脂肪摄入量 < 50 克 / 天（约为一个鸡蛋大小），禁食或少食黄油、内脏、炸鸡等。

（3）低胆固醇饮食：胆固醇摄入量 < 300 毫克 / 天，禁食或少食动物内脏、肥肉、猪油、蛋黄等。

（4）高纤维素饮食：多食全谷物、蔬菜、水果等。（图 1-11）

（5）多饮水：降低血液黏稠度，保持排便通畅，避免用力排便而导致静脉压增高，影响下肢血液回流。

图 1-11　高纤维素饮食图

第二章　病因篇

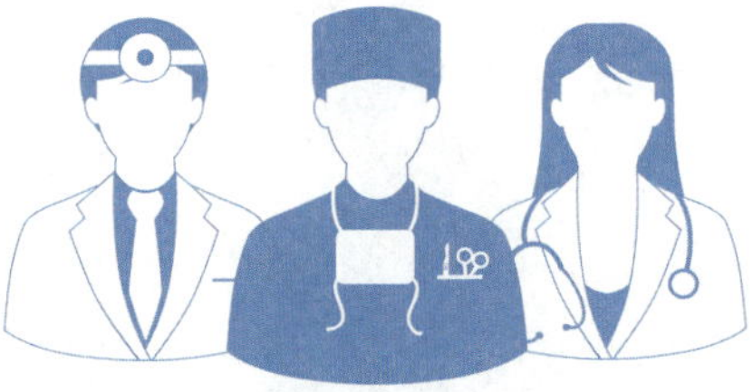

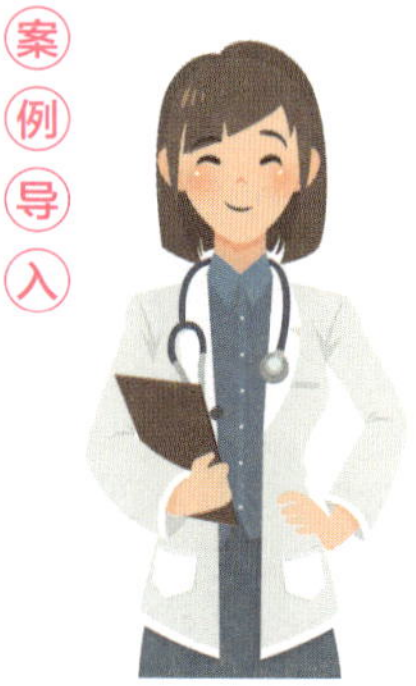

王先生，46岁，从事长途货运行业，因职业需长期驾驶货车，于两日前突发左下肢肿胀和疼痛。起初王先生并没有把这件事放在心上，以为是驾驶时间过长而导致的普通腿部劳损疼痛，所以在发病当天自己去医院买了两贴跌打损伤膏药使用，后因左下肢疼痛、肿胀进一步加重，才至医院急诊就诊，经彩超检查后诊断：左下肢深静脉血栓形成。

王先生百思不得其解，难以理解为何自己会出现深静脉血栓这个疾病。于是就向急诊科刘医生请教："医生啊，虽然我的工作是辛苦了一点，但是一直以来我的身体都还挺健康的，看到检查结果之后我在网上查了一下，难道我真的如网上所言，是深静脉血栓的高发人群之一吗？"

急诊科刘医生看到王先生如此疑惑和焦虑，于是便安慰道："其实这个疾病跟大家现在的工作环境、生活方式和生活习惯有一定的关系。"

王先生："这个病这么凶险，我心里实在是太害怕了！为什么我长期开车会出现这种情况啊？我和其他高发人群的发病原因是一样的吗？"

刘医生："王先生，高发人群发生深静脉血栓的病因是不太一样的，你的心理负担不要太重，下面我来给你讲解一下下肢深静脉血栓病因的相关知识。"

王先生："好，我一定认真听，并且记到心里。这个病真是太麻烦了，等出院之后我要跟我的亲朋好友们好好'科普'一下，让他们防患于未然！"

知识链接

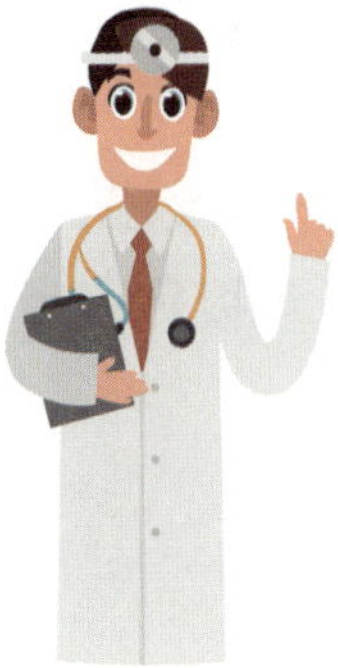

1. 深静脉血栓的高发人群有哪些?

答: 产生深静脉血栓的原因很多，发病也有多种因素综合影响，高发人群有以下几种（图 2-1）：

（1）长期卧床、长期旅途者。

（2）静脉内注射高渗、刺激液体，创伤及骨折术后者。

（3）各类大型手术后、烧伤和脱水、恶性肿瘤和产后者。

（4）高龄、口服避孕药、患血液疾病者。

（5）其他各类遗传及先天性因素。

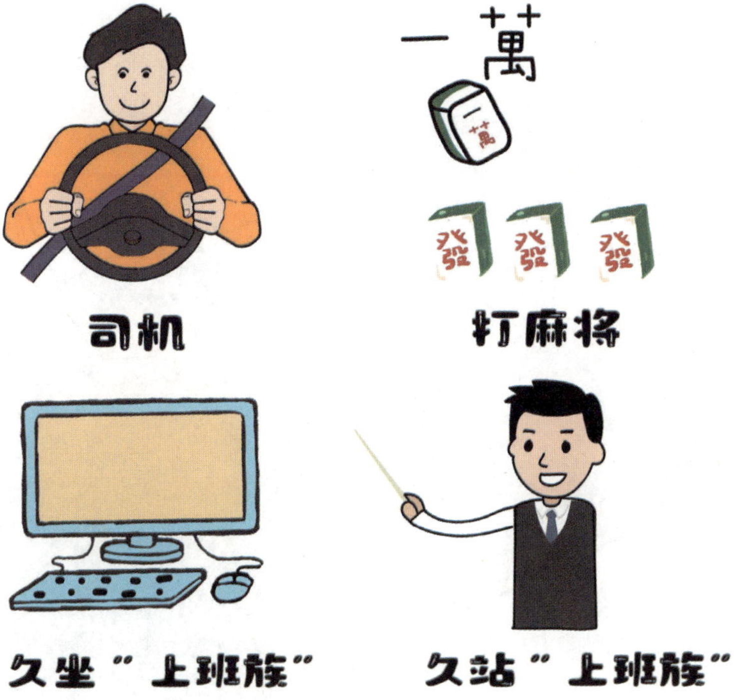

图 2-1　静脉血栓高发人群图

2. 为什么长期卧床的患者容易发生深静脉血栓？

答： 长期卧床或长时间保持一个姿势的患者，容易导致血流缓慢，从而进一步导致血液黏稠度升高，所以常发生血栓。因此在护理长期卧床患者时，要协助患者定时翻身，必要时行气压治疗促进血液循环。

3. 为什么外伤后的患者容易发生深静脉血栓？

答： 外伤后的患者，如静脉局部挫伤、撕裂伤、骨折碎片创伤后导致静脉壁损伤，由于血管内膜受损、血液流动瘀滞、炎性介质释放，血液多处于高凝状态。因此内源性凝血系统会启动，导致血栓形成。（如图 2-2）

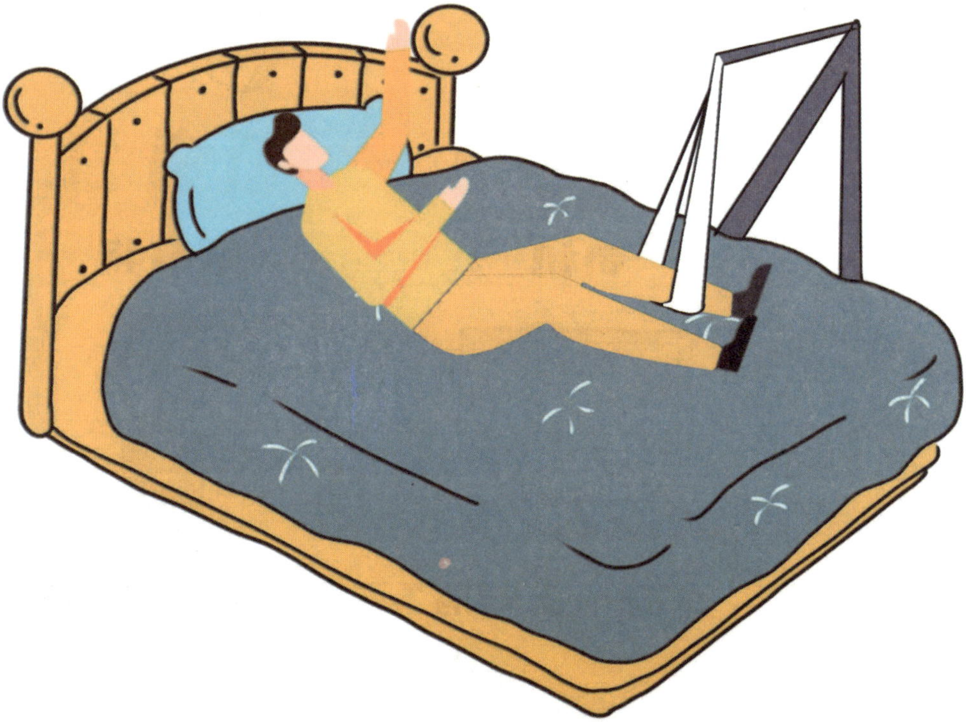

图 2-2 外伤患者图

4. 为什么长期服用避孕药容易发生深静脉血栓？

答：口服避孕药中含有一定的雌激素和孕激素，已有大量研究指出，口服避孕药对凝血的影响主要与雌激素相关，而雌激素可影响机体凝聚和纤溶平衡，出现凝血亢进状态，因此较为容易发生深静脉血栓。（图 2-3）

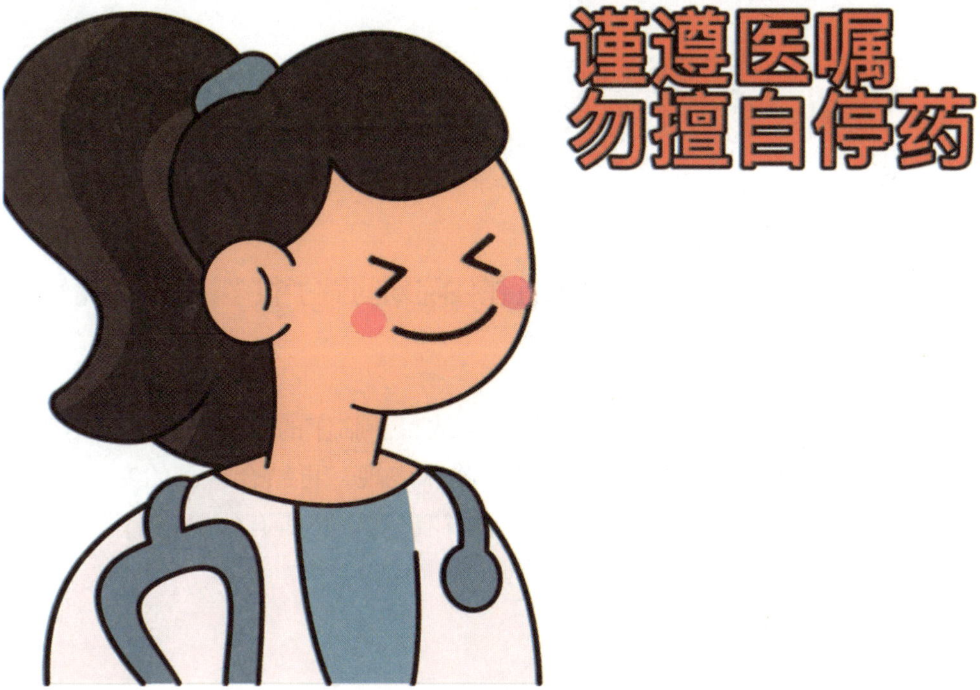

图 2-3　服用避孕药患者图

5. 为什么深静脉血栓的患者还要做肿瘤筛查？

答：在诊断深静脉血栓的患者中常常会逆向检查出恶性肿瘤。部分患者甚至认为深静脉血栓是恶性肿瘤的首发症状。相关研究显示，下肢深静脉血栓发生后易促进恶性肿瘤迁徙、转移和扩散。同样，恶性肿瘤患者因为血液处于高凝状态，容易产生深静脉血栓。

6. 为什么深静脉血栓的患者要做风湿免疫筛查?

答: 一些免疫疾病会损害血管，从而改变血液成分，因此是产生深静脉血栓的危险因素。做风湿免疫筛查有利于及早发现，及时治疗深静脉血栓。

7. 为什么深静脉血栓的患者要做抗凝物质查因?

答: 深静脉血栓形成的病因有很多。有的患者先天缺乏抗凝物质，且无法用药物控制这一根源。因此，这类患者需要延长抗凝治疗时间，有的甚至要终身服药。

8. 为什么有些深静脉血栓患者在住院期间做了很多检查，依旧查不出原因?

答: 深静脉血栓形成的病因有很多，从目前临床的发展来看，还不能查出所有的原因。医生一般会根据患者的临床表现，再结合自己的专业知识，给患者开具相应的检查。从科学的诊断规律出发，将所有的检查都做一遍并不恰当，只能根据临床表现，有选择地做检查。

9. 深静脉血栓可以预测吗?

答: 深静脉血栓不能预测。医生可以根据患者的情况，去筛查血栓风险和发生概率，从而提前做出相应的预防措施；也可以根据患者的临床表现的提示下诊断是否发生深静脉血栓，以进一步做相关检查，有助于尽早发现一部分深静脉血栓。

10. 长期住院患者可以从哪些方面预防深静脉血栓?

答: 病情较轻、可下床活动的患者，不要长期卧床和保持一个姿势，在病房内适当活动；病情较重、偏瘫或活动受限患者，在病情允许的情况下，在医护人员的指导下可进行踝泵运动，亦可遵医嘱行双下肢气压治疗，以利于增加血液循环；在病情允许的情况下，患者可以多饮水，在一定程度上可降低血液黏稠度。在饮食习惯方面，应当多吃高维生素、高蛋白、高热量的食物，如芹菜、肉类和鸡蛋等，少吃高盐、高糖、高脂、含反式脂肪酸的食物。在病情需要时，遵医嘱预防性使用抗凝药物。(图 2-4、图 2-5)

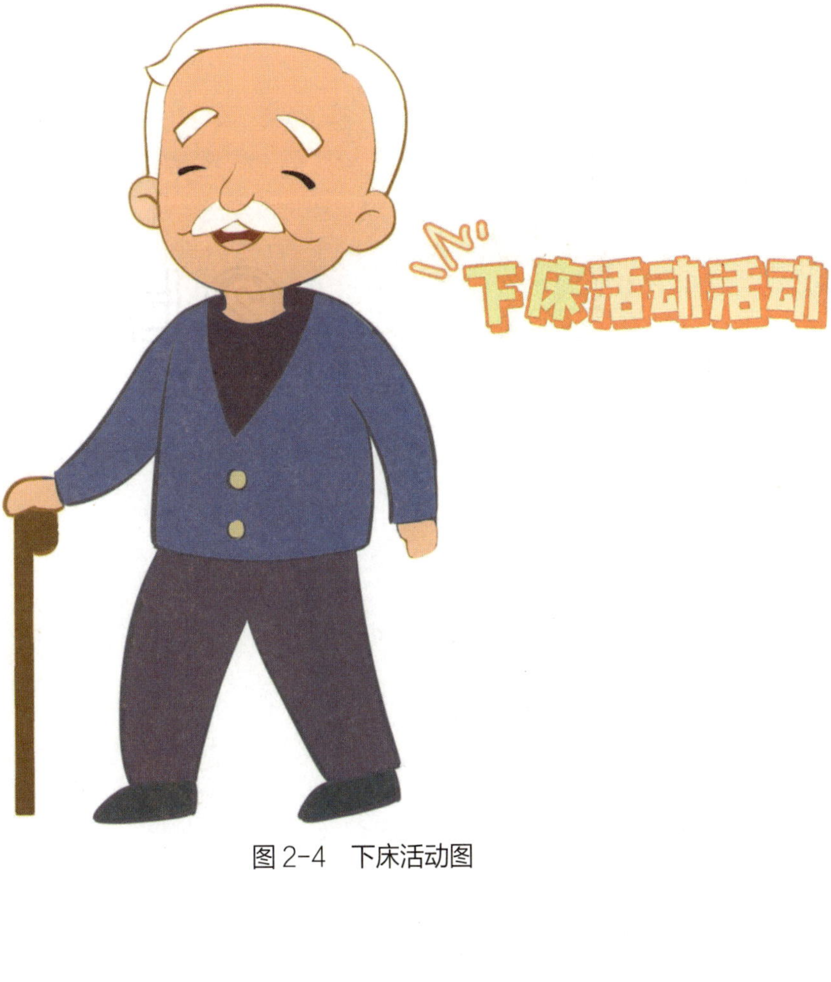

图 2-4　下床活动图

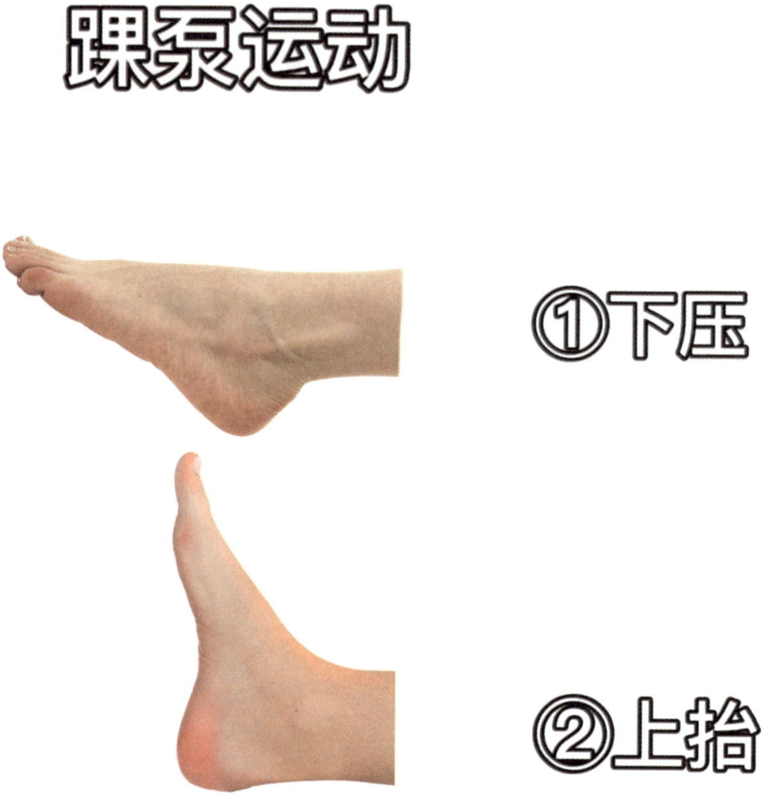

图 2-5　踝泵运动图

第三章　治疗篇

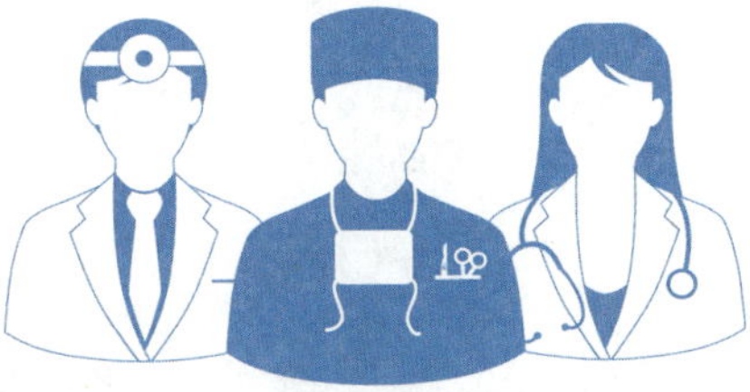

案例导入

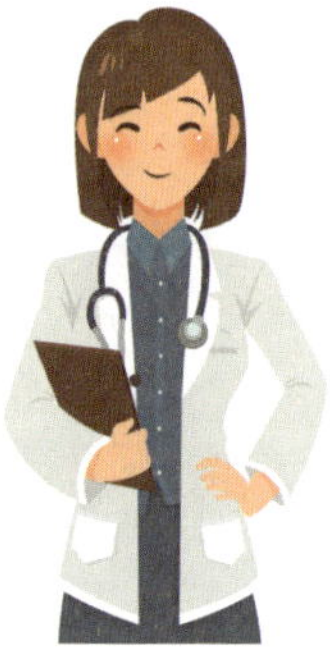

一、关于腿肿

近 50 岁的王先生是有着十几年经验的出租车司机，平日里除了开车，就爱好吸烟、喝酒，像多数中年大叔一样，也不怎么爱运动。为了避免老是找地方上厕所，他还很少喝水，基本上在车里一坐就是一天。这天，他结束一天的工作准备下班回家，突然发现自己的左腿疼痛，抬起来费力，低头一看腿出现了明显的肿胀，吓得他立马去了医院。

王先生："医生，你看我这腿突然就肿了，而且还有疼痛感，走路也很费力，我这是怎么了？"

李医生："根据检查结果，你这是下肢深静脉血栓，还好发现得及时，这可是要命的疾病。"

医生的话可把他吓坏了，赶紧问李医生："我以为这就是普通的腿肿，没想到这么严重。医生，那我这能治好吗？"

李医生："腿肿可能由很多因素导致，但是下肢深静脉血栓引起的腿肿很危险，要重视。目前治疗下肢深静脉血栓的办法有很多种，我们会根据情况选择最合适的治疗方案，你先办理住院手续，我们再一起来了解下腿肿的相关问题。"

知识链接

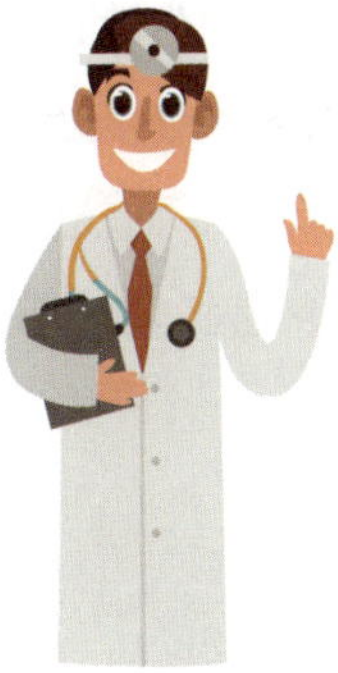

1. 得了深静脉血栓为什么腿会肿？需要多长时间才能消肿？

答： 我们的静脉有个组成部分叫静脉瓣膜（图 3-1），它起到一个单向阀门的作用。但是下肢深静脉血栓形成后，由于血栓的填充可以破坏下肢静脉瓣膜，从而导致血液的单向回流障碍。静脉血液回流受阻，静脉内压力升高，会引起腿肿。

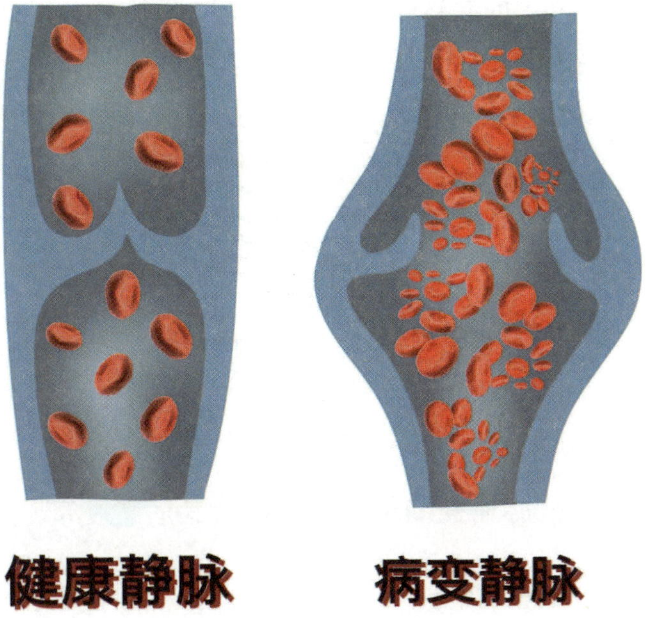

图 3-1　健康静脉与病变静脉图

深静脉血栓腿肿的消肿时间与血栓的大小范围、发病后治疗时间的早晚，用药的剂量及药物效果的个体差异等因素有关。对于急性深静脉血栓患者，通过手术治疗，腿肿情况可明显改善。对于慢性深静脉血栓患者，通过药物治疗及物理治疗后，随着血栓溶解，或者下肢侧支循环建立，患者腿肿的症状会逐渐减轻，但不会马上消失。

2. 为什么深静脉血栓的患者滤器置入后，下肢依旧会肿胀？

答：下腔静脉滤器置入术是治疗下肢深静脉血栓最常规的方法。它就像一个网，可以将脱落的较大血栓过滤，防止血栓继续游走到肺里面去，从而降低肺栓塞发生率。但是置入滤器并不是说能将所有的血栓都过滤掉，如果血栓蔓延到下腔静脉或对侧静脉，则下肢肿胀会加重，而且不断形成的新鲜血栓也会引起下肢的肿胀。（图 3-2）

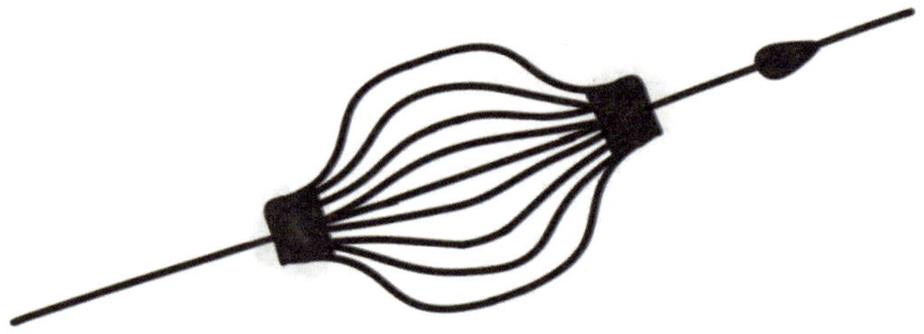

图 3-2　下腔静脉滤器手绘图

3. 深静脉血栓的患者用了抗凝药后，腿部还是越来越肿？

答：血栓的治疗一般有手术和非手术治疗，其中非手术治疗就包括了药物治疗。而抗凝药物的使用就是治疗基础，它可以抑制血栓蔓延，利于血栓自溶和管腔再通，降低肺栓塞的发生率和病死率。但是，单纯抗凝不能完全地将血栓清除。深静脉血栓发生后不是静止不动的，通过药物治疗后有些血栓会脱落，随着血液在全身游走，在新的部位停留，从而引起新部位的血流不畅。所以有的患者使用了抗凝药，腿部还是会越来越肿。

4. 为什么经过一段时间的治疗后腿好多了，但是下床活动后腿还是会肿胀?

答: 深静脉血栓不但会影响下肢静脉的功能，而且还会造成静脉瓣膜的破坏。有些患者通过手术或者保守治疗一段时间后，下肢静脉血栓溶解再通了，腿肿的症状有所缓解。但是已经被破坏的下肢深静脉瓣膜是不能恢复的，在下床活动时会出现血液的反流，反流的时间长，腿就会出现肿胀。（图 3-3）

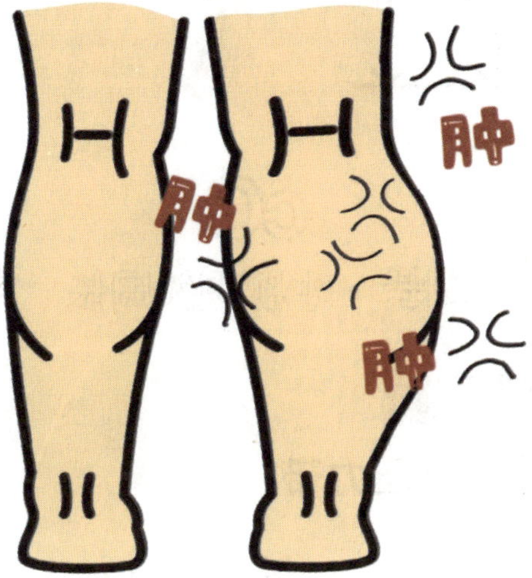

图 3-3　腿肿图

5. 为什么有时候在腿上穿上弹力袜后脚更肿了?

答: 医用弹力袜与我们平时穿的袜子不同。医用弹力袜是有阶梯压力的，穿上它可以帮助患者下肢静脉回流,减轻静脉内的压力,降低血栓发生的风险，预防血栓后遗症。但是穿脱弹力袜是有讲究的，如果没按要求做，不但达不到治疗效果，而且会进一步促进水肿的发生。首先在袜子的选择上，我们建议选择二级压力的医用弹力袜，然后根据自己的腿围选择合适的尺寸，晨起时穿上，睡觉时脱下。（图 3-4）

尺寸选择

①测量腿围※请购买前测量腿部三处周长

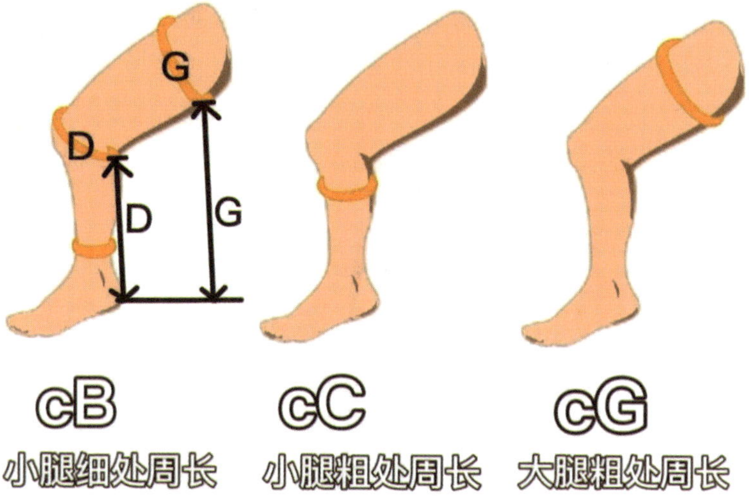

②查找尺码

抗血栓梯度压力带

单位:厘米

测量位置	S	M	L	XL
B	19~22	22~24	24~26	26~29
C	30~35	34~38	37~41	40~45
G	44~49	49~54	53~58	57~64

袜长（从脚底板到D点或G点的长度）

短筒（从脚底板到D点长度）：短款 36~46；长款 40~50

长筒（从脚底板到G点长度）：短款 65~75；长款 73~83

图 3-4 弹力袜的尺寸选择图

案例导入

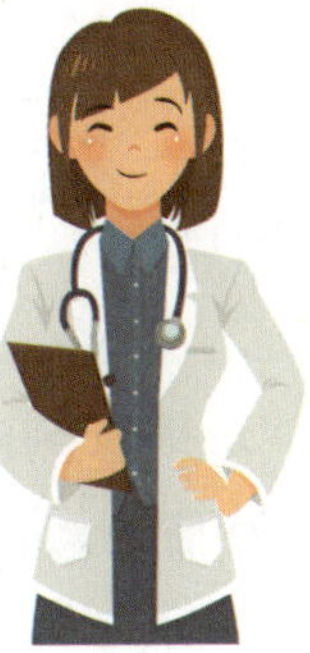

二、关于肺栓塞

李先生，67 岁，5 个月前因交通事故受伤，发生交通事故后入住某人民医院，诊断为“左侧耻骨，左侧髂骨骨折”。近日，开始出现右下肢肿胀，以小腿为重，伴有酸胀感，呈持续性，疼痛加重后至医院就诊，予以外固定、消肿等对症处理。发病以来，右下肢肿胀持续存在，行走逐渐困难。入院后予以抗凝、溶栓等对症支持治疗，并完善下肢深静脉顺行造影，手术顺利，目前症状有所缓解。

李先生：“医生啊，我这个腿什么时候能好呀，我要出院，回家种庄稼！”

王医生：“先生，你现在是治疗的关键时期，要注意卧床休息，别说回家做事了，如果发生肺栓塞，是会危及生命安全的！”

李先生：“王医生，你不要吓我呀，好端端的，怎么突然会危及生命安全！我老头子一把年纪了，经不起吓唬的！”

王医生：“你这个腿是长了血栓，通俗一点呢，就是种田的水渠，渠道里有了水草、沉积土之类的，这个血栓就相当于这个水草、沉积土，堵住了水渠，流水的速度就减缓了，就淤积了，你的腿就肿起来，如果这个水草、土堆掉到田门口，你的庄稼就压死了，田门口就相当于你的肺动脉，你的肺动脉就被堵住了，就会出现呼吸困难和气促。所以呀，你先好好住院治疗，配合我们医生，帮你把‘水渠’清理干净，让你的身体棒，对这个病情有什么不了解的地方，你随时问我哦。”

李先生：“王医生，感谢你，我懂了，好好卧床休息，保证配合治疗，争取早日康复回家！”

知识链接

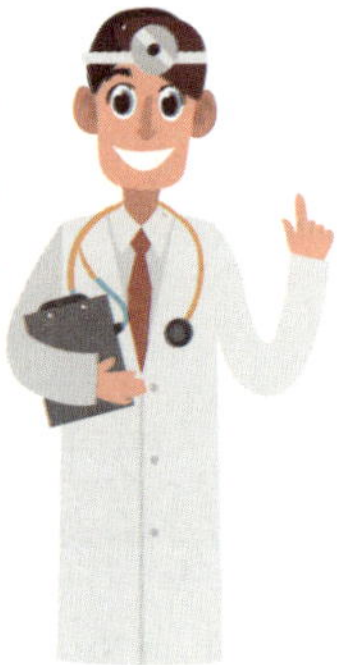

1. 得了深静脉血栓，需要绝对卧床休息吗?

答： 一般来说，急性下肢静脉血栓患者是指发病两周以内的患者，血栓形成后初期与静脉壁无明显粘连，因此，急性患者如果下地活动，局部外伤、局部挤压按摩都有可能由于血栓与静脉壁粘连不紧密，而容易使血栓脱落，造成肺栓塞等严重后果。同时下肢静脉血栓容易引起局部血液循环不佳，在这个时候需要卧床休息，抬高患肢，以促进静脉的回流，卧床休息时对促进局部的血液循环是有好处的。（图 3-5）

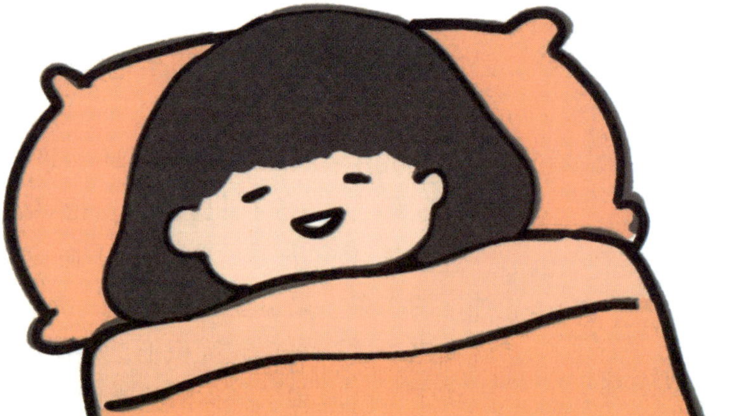

图 3-5　绝对卧床休息图

2. 我发病的部位在腿上，为什么医护人员总是询问心肺症状?

答:深静脉血栓大多数发生在下肢，但是其最严重的影响不是“腿坏死”，而是发生“肺栓塞”。它是深静脉血栓患者死亡的“隐形杀手”。发生肺栓塞的患者会出现咳嗽、胸闷、心慌等症状，直至呼吸困难和心跳停止等严重后果。一句话可以概括，深静脉血栓是“病在腿上，险在心肺”。(图 3-6)

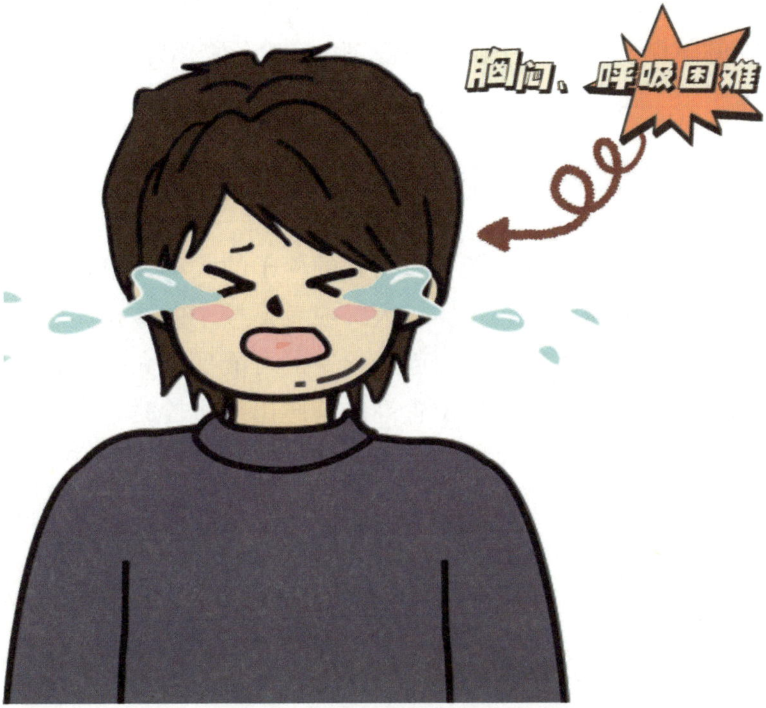

图 3-6 “病在腿上，险在心肺”图

3. 得了深静脉血栓后一定会发生肺栓塞吗？肺栓塞能不能预测?

答: 不一定。下肢、上肢、颈部等部位的血栓若贴合血管壁不牢固，可造成脱落，顺着血流方向到达心脏、肺动脉，造成肺栓塞。下肢深静脉血栓如果不经治疗，肺栓塞的发生率高达 40% ~ 50%，抗凝治疗可以降低肺栓塞的发生率，但不能完全消除肺栓塞发生风险。哪些患者会发生肺栓塞，什么时候会发生肺栓塞，发生哪种程度的肺栓塞，这些都是无法预测的。

4. 住院期间使用抗凝、溶栓等药物后为何还会发生肺栓塞?

答: 在不使用抗凝药物的情况下，下肢深静脉血栓发生血栓脱落造成肺栓塞的比例可高达 40% ~ 50%。使用规范抗凝治疗后肺栓塞发生率可以下降到 4% 左右，但没有完全消除肺栓塞可能。溶栓药物是在采取充分抗凝药物治疗的前提下使用,有医学文献表明,溶栓药物治疗不增加肺栓塞发生的概率。

5. 肺栓塞发生的概率和血栓发生的部位和大小有什么关系?

答: 肺栓塞发生的概率与引起的栓子的大小概率及栓塞的部位均有一定的关系，如果栓塞的面积比较大，或者是栓子的体积比较大，特别是血栓直径大于肺部血管直径时，引起肺栓塞的可能性就大一些，同时肺栓塞的临床症状也就比较重，且一般位置高的静脉出现血栓时，例如髂静脉，因为这个静脉本身很粗，形成血栓的负荷非常大，一旦脱落就有可能会导致范围比较大的肺动脉栓塞，所以肺栓塞发生的概率与它的栓子大小和栓塞的部位都有着密切的关系，不同位置、不同大小的血栓，肺栓塞的风险是不一样的。

6. 发生肺栓塞时该怎么办?

答:发生肺栓塞后，应立即卧床休息，一旦确诊肺栓塞，要立即进行治疗，而且根据病情严重程度不同，采取的方法不同。如果合并严重的低血压休克，需给予溶栓。如果病程较长不适合溶栓，需给予抗凝治疗。同时诊断为肺栓塞后，需查清栓子来源，常进行下肢静脉超声检查，找到病因后，需针对病因进行治疗。做到早发现，早诊断，早治疗。

7. 肺栓塞患者会突然死亡吗?

答: 肺栓塞患者是会突然死亡的。肺栓塞患者一般会有下肢静脉栓塞、手术、外伤等相关的诱因。肺栓塞的临床症状包括突然发作的胸痛、咳血和呼吸困难，也可出现神志不清、心脏骤停等。肺栓塞确诊的检查，包括肺动脉 CTA、肺动脉的核素扫描、肺动脉的核磁共振、肺动脉的血管造影等。一旦确诊为肺栓塞后，需要进行抗凝溶栓等相关的治疗。在抗凝溶栓治疗无效的情况下，可以考虑介入手术的治疗方法。肺栓塞一旦确诊后必须积极治疗，以免发生相关的危险。

案例导入

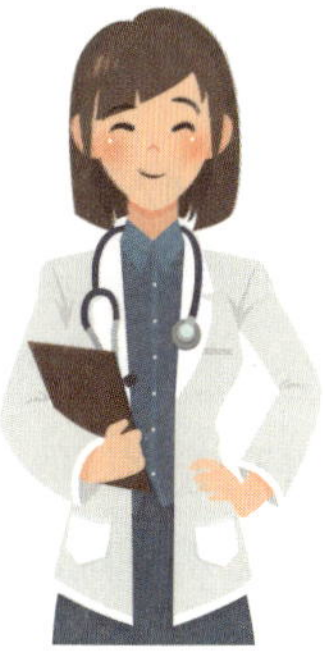

三、关于疗程

周先生，70 岁，是个“深度宅”，自从儿子给他买了智能手机，家里装了宽带、覆盖了无线网络，他就更不爱出门了，成天捧着手机，不是打牌，就是追剧。最近几个月，他感觉右边小腿又酸又疼，还有点肿胀，坐着难受。他想着自己大概是坐太久了，于是减少了玩手机的时间，还一有空就对着自己的右腿又揉又捶。没想到，前天捶腿时，他突发胸闷、胸痛，被紧急送往医院急救。（图 3-7）

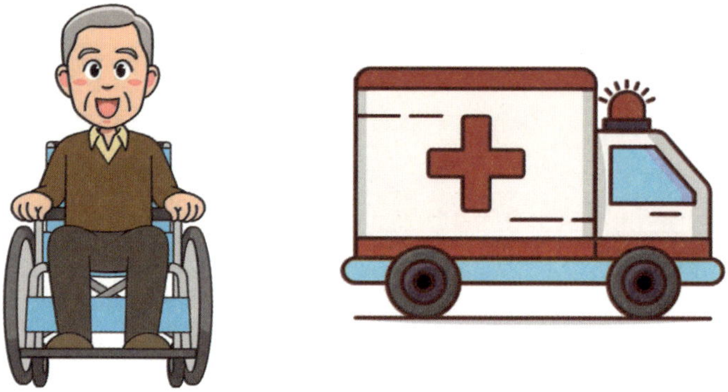

图 3-7　医院急救图

急诊医生看周先生，检查后医生对他说：“你这是懒惰病！没有活动，血液回流缓慢，长血栓了。”

周先生：“为什么一个多月前我的腿肿得很厉害，中间症状缓解了一段时间，近几天腿肿又变得严重？为什么医生说要按照急性期来治疗？”

急诊医生：“你现在是急性期，必须立即住院治疗。”

周先生：“那我要住多久呢？出院之后还要继续治疗吗？”

急诊医生："深静脉血栓在急性期治疗主要以控制血栓发展，降低肺栓塞发生率，减少相关器官损害为目的。这个时期一般需在医院里经医生严密监测下治疗。你赶紧联系家属，我给你联系血管外科床位。"

知识链接

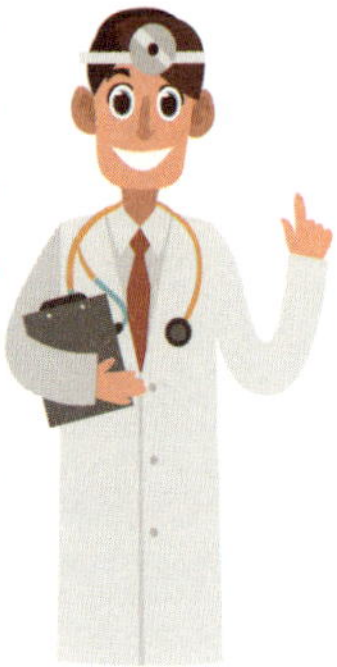

1. 下肢深静脉血栓住院期间治疗到什么程度能出院?

答: 下肢静脉血栓治疗后 1 ~ 2 周可以出院，一般情况下下肢静脉血栓初发两周内，脱落引起肺栓塞的风险是最大的，所以这个时候，建议患者尽量住院密切观察，尽量卧床休息，保持患肢抬高，避免按摩患肢，以及必要的抗凝和溶栓治疗。患者即使出院后，也要继续服用抗凝药物，密切观察凝血功能。(图 3-8)

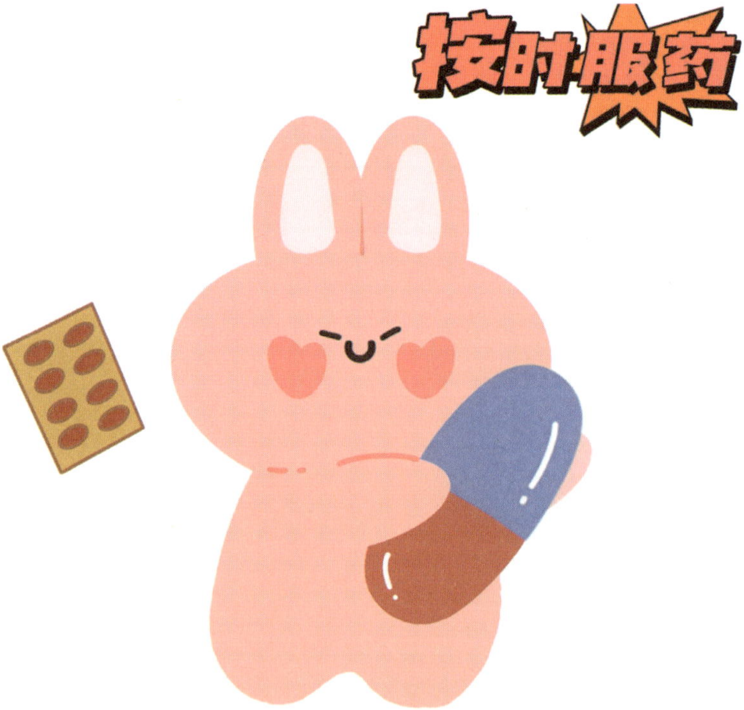

图 3-8　按时服药图

2. 治疗深静脉血栓需要多长时间？出院之后还要继续治疗吗？

答： 深静脉血栓急性期一般住院治疗 10 天左右，如果有深静脉血栓的其他并发症出现，或者病因复杂的病例，或者血栓难以控制的病例等，治疗时间还会延长。出院后必须在医生指导下抗凝治疗 6 ~ 9 个月，有些患者还需要终身服药。（图 3-9）

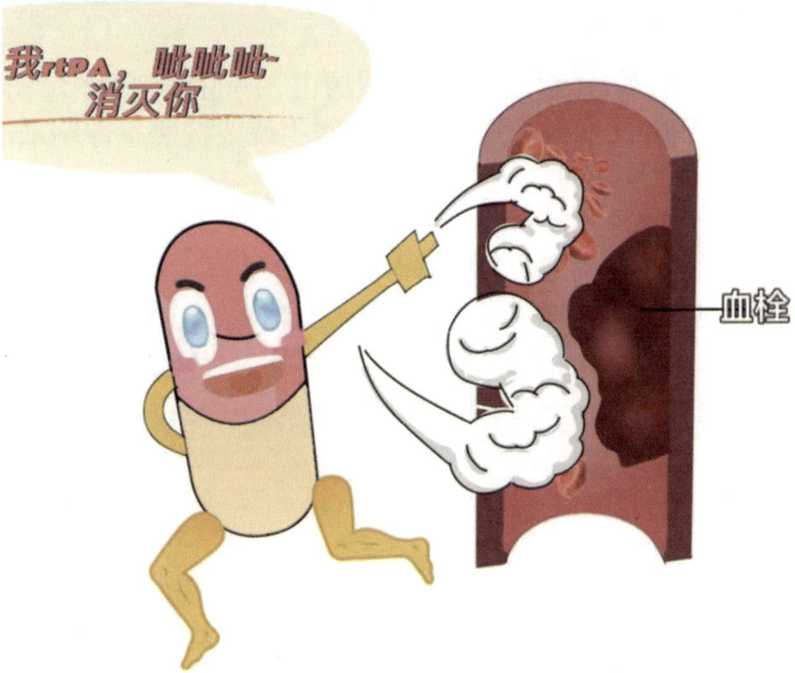

图 3-9　抗凝治疗图

3. 治疗时间已经达到了 14 天，为什么血栓还没有好？

答： 不同患者体内凝血状态不同、形成血栓的结构机理不同、对抗栓药物的耐受强度不同，因而深静脉血栓疗效快慢不同。多数患者在 10 ~ 14 天的住院治疗以后需要长期抗凝治疗，进一步使血栓溶解、静脉复通、静脉功能恢复，这一过程依然有个体差异，所以这是一个需要耐心的漫长的治疗过程。

4. 为什么我的用药时间比别人长？什么情况下要终身服药？

答： 不同患者存在个体差异，有些人需要比 3 ~ 6 个月更长时间的抗凝治疗，甚至终身服药。例如，恶性肿瘤患者、先天性抗凝物质缺乏的患者、深静脉血栓再发的患者、怀孕期深静脉血栓的患者，以及血栓高危因素持续存在的患者等。

5. 为什么 1 个多月前我的腿肿得很厉害，中间症状缓解了一段时间，最近几天腿肿又变得严重？为什么医生说要按照急性期来治疗？

答： 从时间来看，超过 30 天的深静脉血栓为慢性血栓。但是，很多患者没有及时就医，还有一些患者即便就医却没有接受系统的抗凝药物治疗。这些患者再次发生血栓的表现实际上是慢性血栓急性发作，患者体内同时存在新鲜和陈旧的血栓。新鲜的血栓容易发生肺栓塞、血栓蔓延等，与初发的急性期深静脉血栓患者的治疗方案相同。

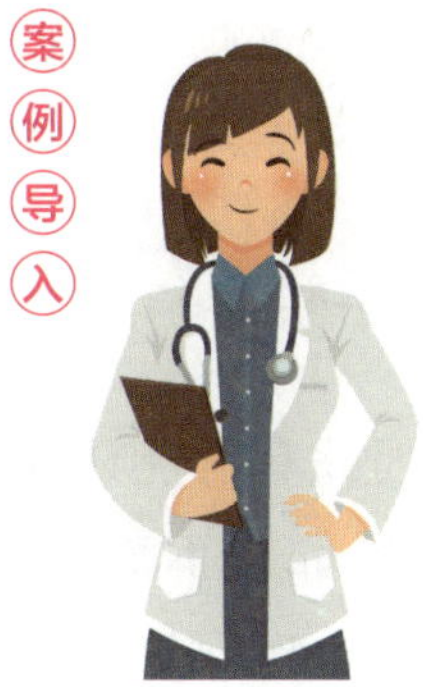

四、关于病情变化

何女士，40岁，因宫颈癌合并左下肢深静脉血栓在血管外科进行下肢深静脉血栓的治疗。

住院一周后，何女士觉得自己的病情不仅没有缓解，好像还越来越重了，她向陈医生提出了自己的疑问。

何女士："陈医生，怎么住院都这么久了。我这个症状好像越来越严重了，我还有得救吗？"说着，何女士眼泪都要流下来了。

陈医生："这个疾病它是在不断地进展的，我们已经用药物进行了控制，你要相信会越来越好的！"

何女士："那我这个病以后还会复发吗？网上说这个病可容易复发了，还有可能复发到另外一条腿，虽然你们的医生护士都很好，可是我不想总是来看你们。"

陈医生："何女士，你放心，只要你康复出院之后保持好的生活习惯，按时服药就能降低复发的可能性，接下来我就好好给你解答一下你的疑惑吧！"

知识链接

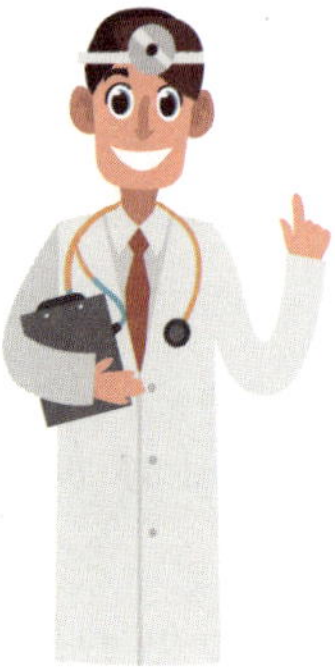

1. 住院治疗 1 周了，病情为什么越来越重？

答： 首先这是因为疾病依然在进展，因此有可能认为腿肿的症状越来越多，病情越来越重，但是如果不治疗，可能后果更加严重，因此住院治疗并不是导致疾病加重的原因，而是减缓了疾病的发展进程。其次肺栓塞是深静脉血栓最严重的并发症，在治疗过程中，仍然存在发生肺栓塞的可能，也会导致病情加重。再者如果患者是合并了其他疾病如恶性肿瘤、感染性疾病等，也有可能导致病情越来越重。

2. 在住院治疗期间，血栓指标为什么忽高忽低？

答： 诊断血栓有好几项标志物，我们最常查的就是 D-二聚体这项指标（图 3-10），这项指标很敏感，通常来说，

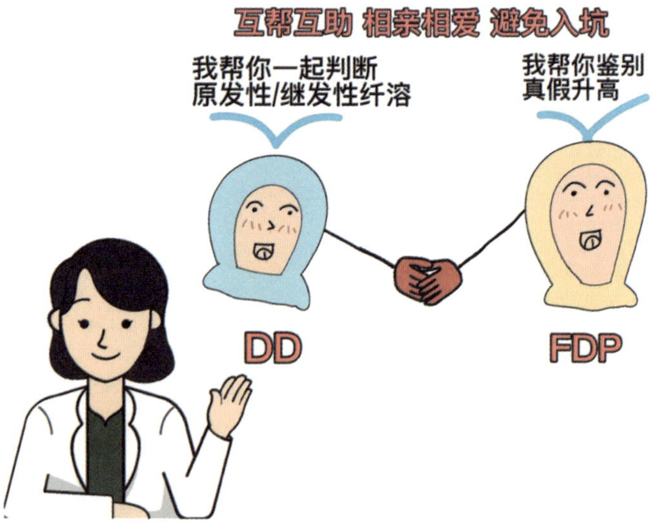

图 3-10　诊断血栓的敏感指标图

它升高则表示体内存在高凝状态和继发的纤维蛋白溶解亢进，在溶栓治疗时，继发的纤维蛋白溶解亢进，D-二聚体也会升高。

3. 网上说深静脉血栓容易复发，应该怎样做以预防复发?

答: 深静脉血栓确实有复发的可能，因此做好以下几点对预防血栓的复发很有必要：

（1）治疗后保持良好的生活习惯和饮食习惯，多饮水，避免久坐久站。

（2）遵医嘱按时服药，不私自停用抗凝药物，定期复诊。

（3）如无特殊情况，可以正常从事工作及一般性的家务劳动，也可进行适量的运动（如散步等），下床活动时，建议穿着医用弹力袜。

（4）如再次出现下肢肿胀、疼痛的现象，应立即就医。

（5）劳逸结合，保证充足的睡眠。

（6）戒烟戒酒。

（7）急性期抗凝治疗后，如果没有继续抗凝治疗，血栓复发率有的高达40%，患者应在医生指导下进行长期抗凝治疗。长期抗凝治疗的疗程根据具体评估情况，有3个月、6个月，甚至1年或更长时间，有些患者需要终身服药。服药期间注意定期复查。（图3-11）

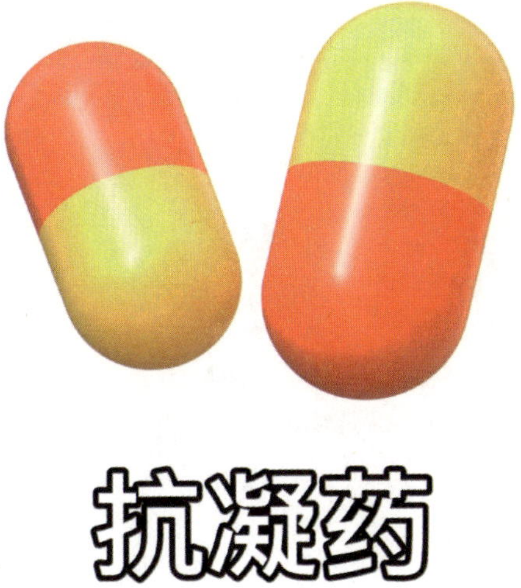

图3-11 抗凝药图

4. 血栓会复发？有时候为什么会复发位置到了另外一条腿上？

答：血栓易复发，可能有以下几点原因：

（1）复发率随年龄增长而升高，与老年人血管壁老化现象有关。

（2）治疗后合并外科手术或怀孕是下肢静脉血栓复发的高危因素。

（3）出院后治疗未穿戴医用弹力袜，未形成良好的生活习惯。

（4）活动性肿瘤及非恶性慢性疾病可导致复发率增高。

（5）没有遵医嘱进行正规后续长期抗凝治疗，也容易导致复发。

至于复发到另外一条腿的原因，首先可能与长期卧床导致下肢深静脉血流缓慢有关，由于初发血栓的治疗往往注重患肢，从而忽视了对侧下肢的运动；其次，血栓患者血液本身处于高凝状态，对侧下肢本身就处于易感状态，因此复发到另外一条腿也是有可能的。

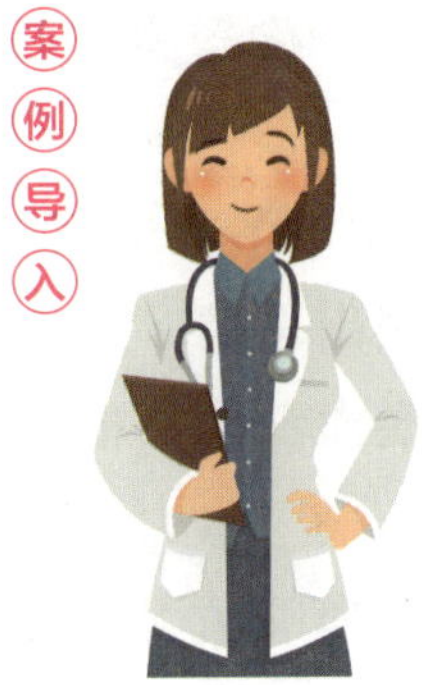

五、关于出血风险

产妇徐某，33岁，剖宫产后出院回家的第十天，早上起床发现自己的左腿好像有点儿肿，起初没在意，躺着休息了一天后，到了晚上症状并没有得到缓解。两条腿一比较，左腿反而肿得更厉害了，看起来红红的，皮肤温度也比另一条腿的更高。家人立即带她到医院进行了相关检查，门诊下肢静脉彩超显示：左下肢股静脉内有广泛血栓形成。随即医生为徐某安排了住院治疗。（图3-12）

徐某："医生，网上说了，我的这个血栓只要把脚抬高，然后每天用点抗凝血的药物就可以了。"

医生："也没这么简单，目前主要因为你还在产褥期，子宫还没完全恢复，是有抗凝禁忌的，也就是一般的抗凝药你用不了。"

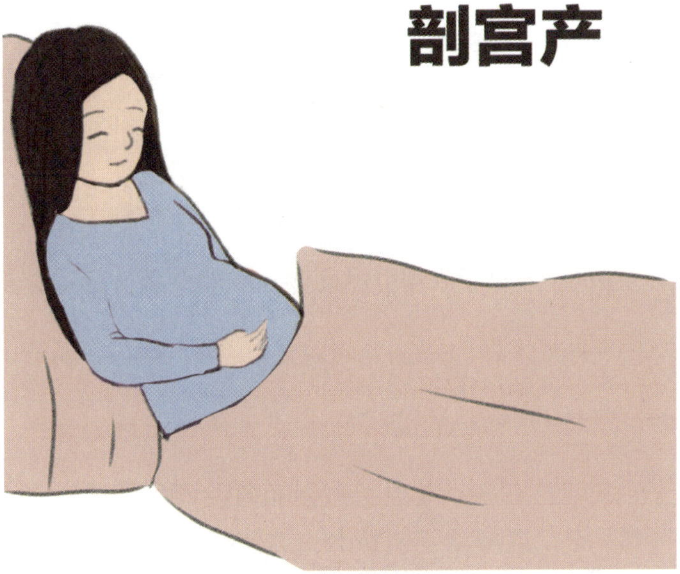

图3-12 剖宫产图

徐某："为什么？那住院期间我需要格外注意些什么呢？用了抗凝药会不会影响我喂奶呀？"

医生："这个你放心，我们会根据每位患者的实际情况来制定治疗方案。平时也请你留意一下身体有没有出血的情况，比如刷牙时牙龈出血等，有这种情况随时反馈给我们。当然我们也会要每周抽血复查你的凝血功能，根据结果调整抗凝药物的剂量。"

徐某："啊！用了抗凝药物还会出血吗？如果我身体没有出血的情况，是不是可以不抽血呢？"

医生："抗凝药物的使用是有一定的禁忌证的，每周一次的抽血便于我们随时了解你身体的凝血功能，当然也是评价治疗有没有效果的重要指标。来，你听我细细跟你道来……"

知识链接

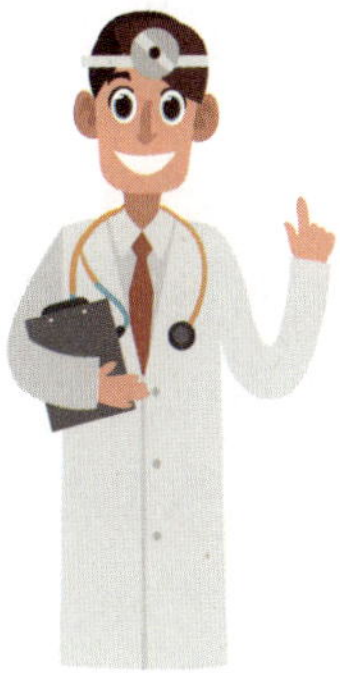

1. 得了血栓，医生告知有抗凝禁忌，很多药都不能用。那么，什么是抗凝禁忌？为什么不能用？

答：所谓的抗凝治疗，是指应用抗凝血的药物，对已经发生的血栓进行治疗或预防血栓的发生。而抗凝药物在使用过程中就会有发生出血的风险，如果你的身体存在一些容易导致出血的高危因素，就不能使用抗凝药物，这就是抗凝禁忌。所以在应用抗凝药物前，要主动把自己身体可能存在的抗凝禁忌告诉医生。

常见的抗凝禁忌证有：出血性疾病或有出血倾向者；严重心、肝、肾功能不全或有恶病质者；妊娠及产后；活动性消化性溃疡；严重高血压；颅内或脑出血；外伤性出血性休克等；无条件做凝血酶原时间测定者，不宜用口服抗凝剂。

2. 药物治疗的时候没有抗凝禁忌，还会发生出血吗？

答：有可能。药物治疗开始时没有抗凝禁忌，并不代表在治疗期间就一定不会发生出血，只是出血的概率较小。身体正常、没有疾病状态的人，在使用抗凝药物的时候，也有出血风险。第一，在评估抗凝禁忌证的时候，由于现有医学水平的限制，不能发现所有潜在疾病。第二，患者合并的疾病是动态变化的，不是一成不变的，可由轻到重，由不明显到明显。

3. 在使用抗凝药物的过程中，凝血检查指标在“理想范围”内，还会发生出血吗？

答：使用抗凝药物时，医生会选择凝血功能检查来帮助判断患者在不同阶段的情况。即便这些指标在“理想范围”，也还是有一定的出血风险。所谓药物的常规剂量，以及检查数值的“理想范围”，都只是反映大多数患者的状况，不能包括所有人，只能说出血风险较小而已。

曾经有患者正常服用华法林，将国际标准化比值控制在 2 ~ 3 的“理想范围”内，但是后来不幸的是，患者在住院期间还是突发了脑出血，所以说医生会通过药物尽量将患者的凝血功能控制在这个“理想范围”，但是也需要患者注意观察，防范出血风险。

4. 为了降低出血风险，有更好的办法可以取代抗凝药物吗？

答：抗凝治疗是指应用抗凝血的药物，对已经发生的血栓进行治疗或预防血栓的发生。抗凝药物则是能通过干扰机体生理性凝血过程的某些环节而阻止血液凝固的药物。所以，抗凝药物是抗凝治疗的基本治疗，无可取代。在没有抗凝禁忌证的情况下，仅仅因为抗凝药物有出血风险就不接受抗凝治疗，将延误治疗。

5. 在使用抗凝药物期间，常见的出血部位有哪些？

答：常见的出血部位有：皮下瘀斑、牙龈出血、消化道出血（呕吐咖啡样胃液、呕血、黑便、血便等）、血尿、咯血等；少见的出血部位有：球结膜下出血、眼底出血、口腔黏膜出血、舌出血；罕见的有脑出血。（图 3-13、图 3-14）

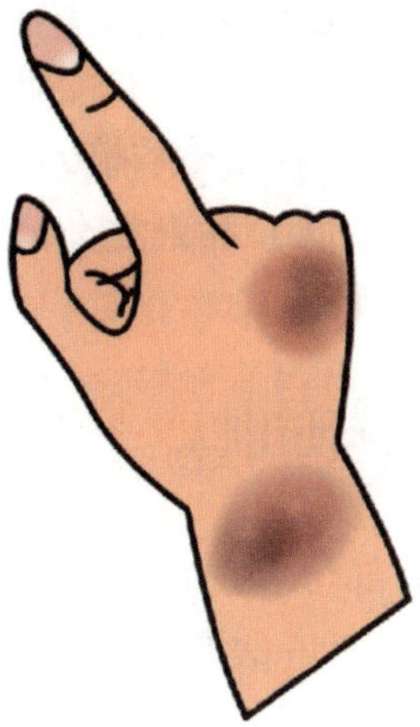

图 3-13　皮下瘀血图

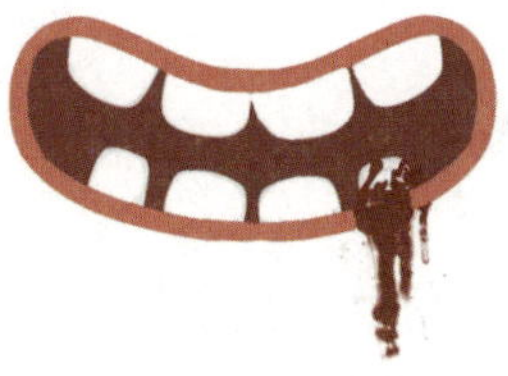

图 3-14　牙龈出血图

6. 脑出血发生的概率有多大？发生脑出血之后应该怎么办？

答： 在抗凝或抗血小板药物使用期间发生的脑实质内出血被称为抗凝、抗血小板药物相关性脑出血，约占全部脑出血的 25.8%。在抗凝治疗期间，一旦怀疑患者脑出血，应该立即停止用药，在情况允许时急诊行脑 CT 检查，明确诊断后积极进行治疗。另外还要注意控制患者的血压，保证情绪稳定。

7. 有哪些抗凝药物在使用过程中需要监测凝血相关指标，一般多久查一次？

答： 需要适当抽血监测的常用抗凝药物有：普通肝素、华法林、阿加曲班、尿激酶、链激酶、纤溶酶原激活物（阿替普酶、瑞替普酶）等。一般需要定期监测，如每 6 ～ 8 小时一次，或一周一次。

8. 为什么使用了最新、最安全的抗凝药物，还是发生了出血？

答： 新型的抗凝药物作用更有针对性，药物动力学更易掌控，给药方式也更方便。但发生出血风险相对传统药物有一定的降低，并未完全消除。

9. 在发生出血的情况下，抗凝药物还能继续使用吗？怎么办？

答： 一旦发生出血，应立即停药。然后根据出血部位和严重程度进行分析，待出血停止后遵医嘱可酌情调整药物种类和剂量，严重情况下则不宜再使用抗凝药物，考虑采取物理或手术治疗方式。

第四章　药物篇

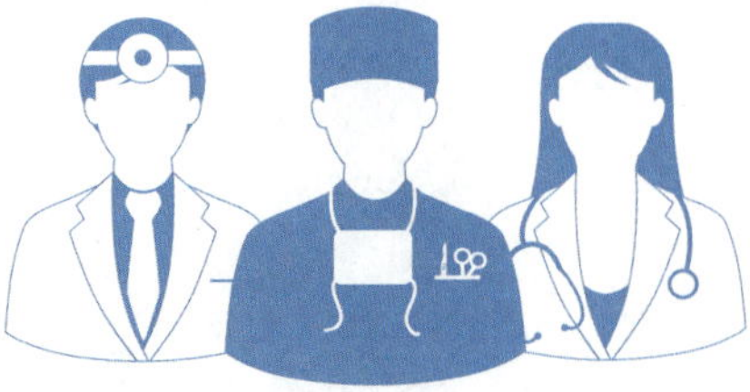

案例导入

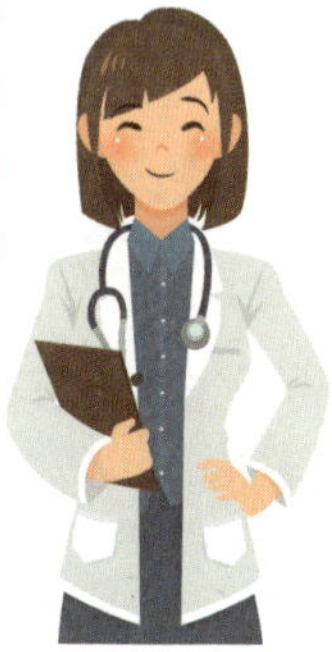

何女士，40岁，因骨折术后长期卧床导致左腿肿胀，被诊断为“左下肢深静脉血栓”再次入院，入院行低分子肝素抗凝、尿激酶溶栓治疗。

何女士：“医生，为什么我每天除了打针以外，还经常要抽血啊？我看同一个病房的人就我一个人抽血抽得最多。”

王医生：“虽然你们住同一个病房，但你们的病种却不一样。不同的病友采取不同的治疗方式。你现在在行抗凝溶栓治疗，我们需要抽血监测你的凝血功能，减少出血的风险。”

何女士：“原来如此。对了，刚刚你说到抗凝溶栓治疗，我有个亲戚得了脑血栓以后就在吃阿司匹林，说是治血栓的。那我也是血栓，怎么你们没有给我开阿司匹林呢？”

王医生：“因为血栓也分很多种啊，有动脉血栓也有静脉血栓，不同原因形成的血栓治疗方式以及使用的抗血栓药物也不一样。我们一起来了解下静脉血栓疾病药物治疗的相关知识吧。”

知识链接

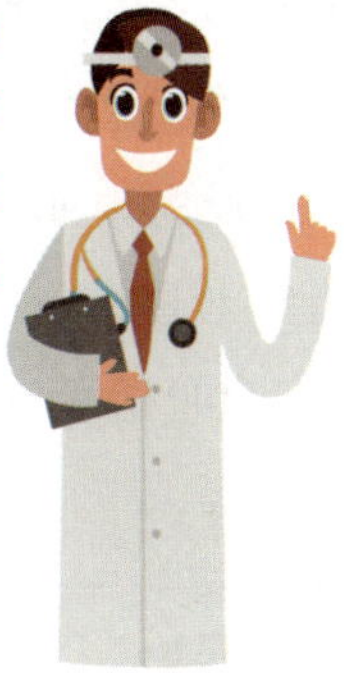

1. 使用抗血栓药物有出血风险吗?

答: 抗血栓药物的作用，要么是溶掉血栓，要么是延缓血液凝固时间，要么是减少血小板的黏附聚集功能。用通俗的话来说，血栓是“凝血”，抗栓是“破血”，所以会有出血风险。

2. 单纯使用抗凝药物治疗是否有效?

答: 抗凝药可能溶掉部分血栓，但抗凝药主要作用并不是溶解血栓。常见情况如下：

（1）一般情况下，抗凝药不能直接溶栓，它主要的作用是控制血栓的发展、增加和蔓延，溶栓通常要依赖溶栓药。

（2）部分情况下，通过抗凝药把血栓控制住后，由于静脉自身能分泌纤溶的物质，也能够使血栓溶解，所以有时单纯使用抗凝药，也能将血栓溶解。但可能会导致血栓在静脉里面的停留时间过长，从而造成静脉里的瓣膜被破坏。所以即便血栓被溶解，但若下肢静脉里的瓣膜功能异常，血液就会反流，可以导致下肢静脉的压力过高，出现血栓形成后综合征，以及一系列下肢静脉疾病的表现，如静脉曲张、肿胀、色素沉着、溃疡等。所以如果患者出现血栓，应该尽快治疗。

3. 治疗深静脉血栓的过程中，为什么要经常抽血检查?

答: 深静脉血栓病因很复杂，有些病因决定了治疗时间的长短。此外，抗栓药物有出血风险，需要酌情检查凝血功能，减少出血发生。另外，一些血栓标志物还可以反映疾病的变化情况。所以治疗期间需要经常抽血检验。(图 4-1)

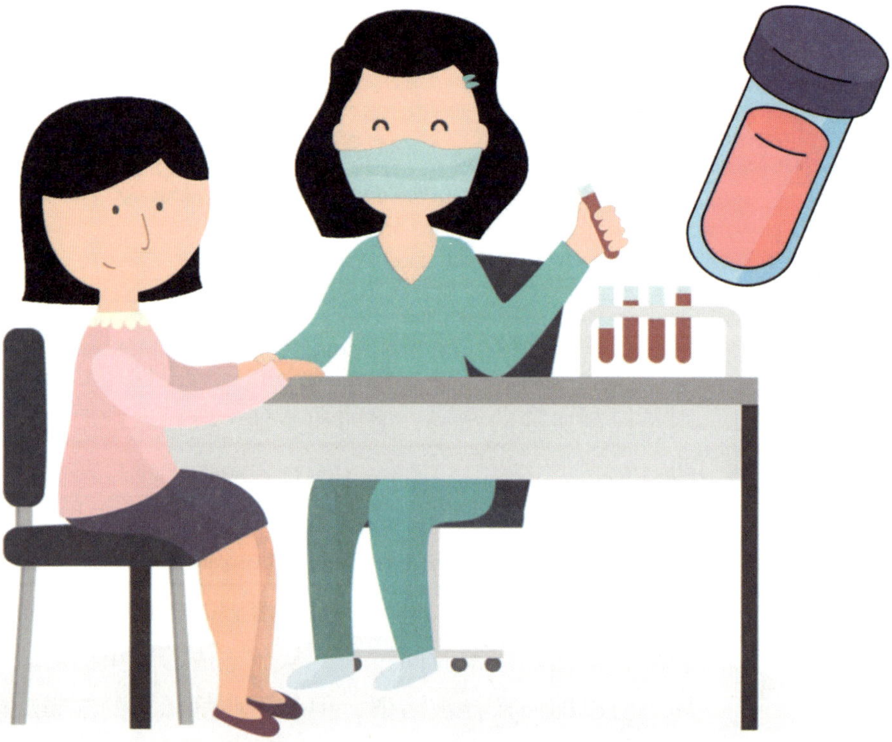

图 4-1　凝血功能检查图

4. 哪些患者使用抗凝溶栓治疗风险大？

答： 以下患者使用抗凝溶栓治疗风险大：

（1）近期有大手术史或大的创伤病史，特别是脑部手术或外伤史。

（2）有出血性疾病。

（3）近期有脑梗或者脑出血。

（4）高血压控制不稳定。

（5）活动性消化性溃疡如胃溃疡和十二指肠溃疡。

（6）严重的肝肾功能不全。

（7）同期需要大剂量使用抗血小板药物。

5. 抗血小板药物可以治疗深静脉血栓吗？

答： 抗血小板药物主要的功效是抗血小板聚集，因此对于血小板聚集而导致的血栓是有预防作用的。但是它对于静脉已经形成的血栓起不到溶栓的作用。因此临床上对于静脉血栓，特别是深静脉血栓，以抗凝药物为主。

6. 活血化瘀药物可以治疗深静脉血栓吗？

答： 所谓的活血就是促进血液流动。活血改善循环，有利于血栓的消退。但活血化瘀药物基本上都是中草药和中成药，没有明确的抗凝溶栓作用，只有部分抗血小板作用和改善血黏度作用，并且在使用时也难以做到严格地控制剂量和效果。所以临床上治疗深静脉血栓，主要还是应用抗凝药物。

7. 常见的抗凝药物有哪些？它们的优缺点分别是什么？

答： 常用的抗凝药物有普通肝素、低分子肝素、华法林、利伐沙班等。

普通肝素在历史上是使用最为广泛的抗血栓药物。它起效迅速、代谢较快、容易控制。在出血风险增高时，还可以用鱼精蛋白来对抗其药物作用。普通肝素的缺点：

（1）药物作用靶点较多，出血风险相对较大，使用期间需要反复抽血，严密监测凝血指标。

（2）有发生“肝素诱导性血小板减少”的风险，部分病例有严重后果。

（3）使用不方便，需要多次给药，或者持续静脉给药。

（4）长期使用可导致骨质疏松。

低分子肝素是由普通肝素解聚制备而成，主要用于血栓栓塞性疾病的预防和治疗，包括注射吸收好、生物利用度高、半衰期长、安全性高等特点。但低分子肝素因其上述特点，在临床应用较多，所以禁忌也较多，包括活动性出血、活动性消化道溃疡、凝血功能障碍、恶性高血压、细菌性心内膜炎、严重肝肾功能损害、既往有肝素诱导性血小板减少、过敏等，需严格遵医嘱使用。

华法林的主要优点是价格便宜，药理研究明确，有一定疗效。它的主要缺点是：

（1）药物浓度不稳定。

（2）疗效受到很多种药物和食物的影响。

（3）华法林使用期间的“达标率”非常低，治疗效果受到影响，即便在西方医疗条件好的发达国家也是如此。

（4）出血风险相对较大。

（5）需要定期抽血检查凝血指标，给患者带来不便。

利伐沙班是一种新型的抗凝药物，服用利伐沙班的出血风险比较低，同时它的抗凝血的效用也很好，相比以往的抗血栓药品副作用更少，并且功效更强，不需要常规监测凝血功能。但是因为利伐沙班是新型的口服抗凝药，所以其价格比华法林昂贵许多，并且利伐沙班没有专门的拮抗药。此外对于肾功能不好的患者需要谨慎服药，因为利伐沙班不易于被透析。

8. 常见干扰华法林的药物有哪些?

答: 服用华法林期间，因需根据凝血酶原时间和国际标准化比值（INR）调整华法林用量。因此在服用华法林期间，应尽量避开使用影响INR的药物。增加INR的药物有:环丙沙星、左氧氟沙星、复方新诺明、阿莫西林克拉维酸钾、红霉素、阿奇霉素、四环素、氟康唑等唑类抗真菌药、胺碘酮、地尔硫卓等;减少INR的药物有:维生素K_1、巴比妥类、卡马西平、利福平、口服避孕药等;中草药当中的当归、党参、枸杞、银杏、鱼油也有增加INR的功能，而槟榔、阿胶则能减少INR。因此，在同时服用华法林和其他药物期间，应向医生咨询清楚其他药物是否会干扰华法林。

9. 除了使用抗凝药物，注意饮食是否对血栓治疗有帮助?

答: 有帮助。不良饮食习惯也是形成血栓的原因之一。高脂肪、高胆固醇膳食，可使血脂升高，久而久之，血管壁、血液成分和血流速度便会发生改变。我们要适当控制高脂食物的摄入，清淡饮食，多吃水果与蔬菜。研究发现，许多食物都具有预防血栓形成的功能。如大蒜、番茄、洋葱、香瓜、草莓、柠檬、葡萄等食物富含的吡嗪，可使血小板凝集率下降50%以上。常吃银耳、黑木耳、山楂、芹菜等食物，可改善血液高凝状态。多食鲑鱼、沙丁鱼等鱼类，有降低胆固醇的功能。此外，不饮酒，多喝水，也是预防血栓的重要习惯。（图4-2）

图 4-2　健康的饮食习惯图

第五章　手术篇

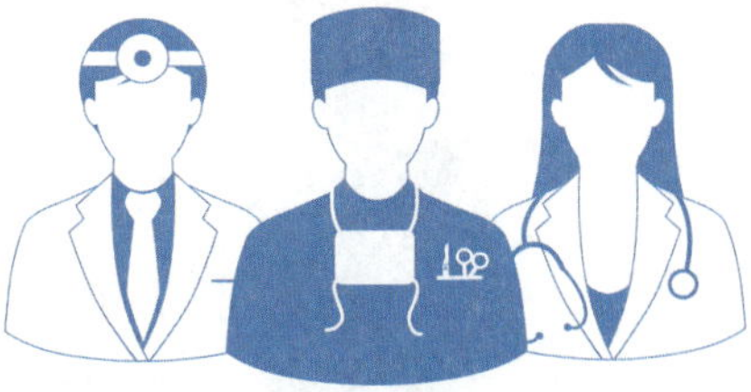

案例导入

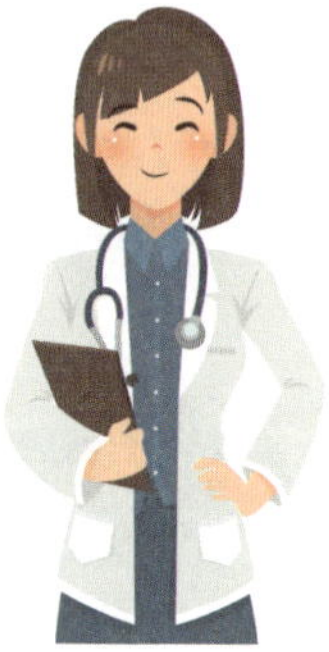

一、下腔静脉滤器

何女士，40 岁，平时酷爱打麻将，一天打完麻将后她发现自己左腿又胀又痛，赶紧到医院就诊，B 超检查结果出来后显示“左下肢深静脉广泛血栓形成”。为了得到进一步的治疗，何女士住到了血管外科进行下肢深静脉血栓的治疗。

接诊何女士的陈医生立即给她安排了肺动脉 CTA 来判断血栓有没有游离到肺动脉而发生肺动脉栓塞。检查报告显示她的肺动脉及各分支暂未有血栓栓塞。

陈医生：“万幸，栓子还没有脱落到肺动脉，但是左下肢的血栓非常广泛，为了避免栓子脱落游离到肺动脉发生肺栓塞，我们还是建议为你进行下腔静脉滤器置入术。”

何女士：“滤器？什么是滤器？装了之后不会有什么别的问题吧？以后要取出来吗？”

陈医生：“滤器是为预防上、下腔静脉系统栓子脱落引起肺动脉栓塞而设计的一种过滤装置。它安装在患者的下腔静脉，起到一个滤网的作用，从而阻止血栓向上游走发生肺栓塞，下面我来给你介绍一下滤器的相关知识。”

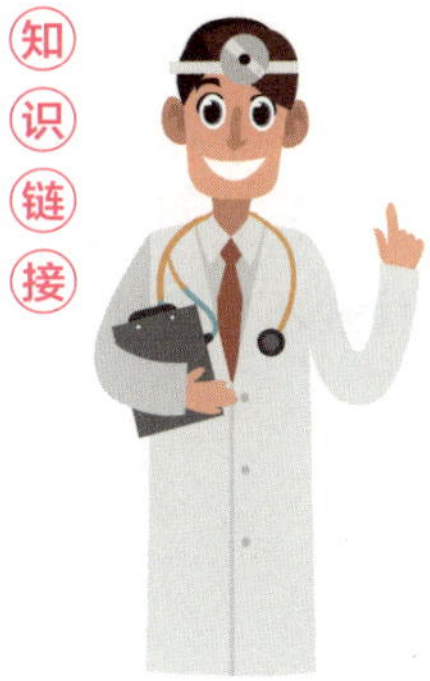

1. 什么是下腔静脉滤器？

答： 它是为预防上、下腔静脉系统栓子脱落引起肺动脉栓塞而设计的一种过滤装置。下腔静脉是下肢静脉血回流到心脏的主干道，滤器就像一把伞（图 5-1），罩在肾静脉下方的下腔静脉，阻挡脱落的较大的血栓，防止危及生命的肺栓塞。目前患者常用滤器包括永久性滤器和可回收滤器两种，永久性滤器需要终身植入患者体内，而可回收滤器则根据时间窗及患者自身情况于 29 ～ 54 天回收。

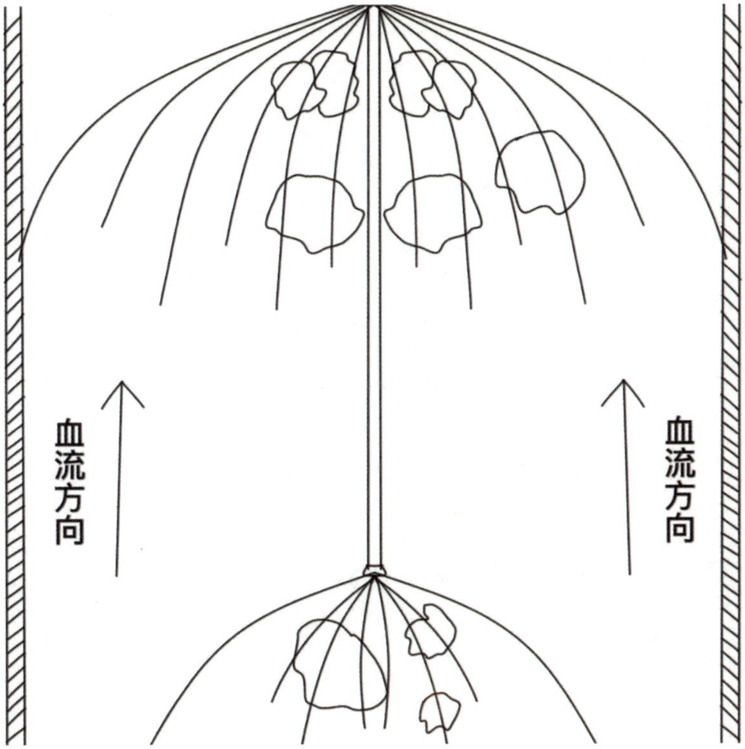

图 5-1　下腔静脉滤器捕捉血栓示意图

2. 滤器置入的适应证有哪些?

答: 出现以下情况者可以考虑放置滤器:

(1)下腔深静脉急性血栓形成的患者如果因为一些其他因素不能使用抗凝药物的可以考虑放置滤器。

(2)在治疗过程中发生出血等并发症的。

(3)在使用充分的抗凝药物后仍复发肺栓塞者。

(4)急性下肢深静脉血栓出现了肺栓塞症状的患者。

(5)深静脉内有游离漂浮血栓或大量急性血栓者。

(6)诊断为易栓症且反复发生肺栓塞的患者。

(7)急性下肢深静脉血栓,欲行经导管接触性溶栓治疗和经皮机械性血栓清除术者。

(8)有血栓形成的高危因素的患者可以考虑放置滤器,比如发生严重创伤后,需长期卧床的、肢体长期保持一个体位的患者,以及血液状态处于高凝状态的患者。

3. 滤器置入的禁忌证有哪些?

答: 以下几种情况是绝对禁止放置滤器:

(1)慢性下腔静脉血栓,下腔静脉重度狭窄者。

(2)下腔静脉直径超过所备用滤器的直径的患者。

以下几种情况是建议不要放置滤器:

(1)已经发生了严重的大面积肺栓塞,病情凶险,生命已垂危者。

(2)菌血症或毒血症的患者。

(3)未成年人。

4. 滤器置入的并发症有哪些?

答: 在放置滤器后短时间内容易发生的并发症有:滤器倾斜、滤器移位、下腔静脉穿孔、下腔静脉阻塞。在放置滤器后远期可能发生的并发症有：滤器内血栓形成、滤器断裂、滤器对血栓的滤过效果降低或细小栓子脱落等可造成小范围肺栓塞。

5. 对滤器有哪些常见的误解?

答: 有的患者认为放置了滤器后会影响正常的工作生活，这大可不必担心，放置滤器后可以正常从事日常工作及一般的家务劳动。还有的患者担心放置滤器后需要多次更换，这也是多余的担心，如果是临时性滤器，一般根据情况会在 29 ~ 54 天手术取出，如果是永久性滤器则不必取出，遵医嘱按时服药抗凝药物即可。

6. 滤器置入后要不要取出?

答: 根据不同的情况可以判断是否要将滤器取出。首先，如果是放置的临时性滤器，置入的时间也没有超过说明书所规定的时间，而且深静脉内已经没有游离漂浮的血栓或者是新鲜的血栓，那么是可以将滤器取出的。其次，如果是放置的永久性滤器或者临时滤器放置的时间已经超过说明书所规定的时间，且深静脉内还有游离漂浮或是新鲜的血栓时，是不能将滤器取出的。

7. 左下肢深静脉血栓患者，为什么医生从其右侧腹股沟穿刺?

答: 首先下腔静脉是双下肢静脉的共同通道，也是滤器放置的位置，滤器放在这里才能有效预防下肢深静脉血栓脱落造成严重的肺栓塞。医生从右侧腹股沟穿刺，一方面是为了避免左髂静脉狭窄的情况，另一方面从右侧穿刺更方便。再者在右侧穿刺是为了避免对患肢进行操作，以防血栓脱落。（图 5-2）

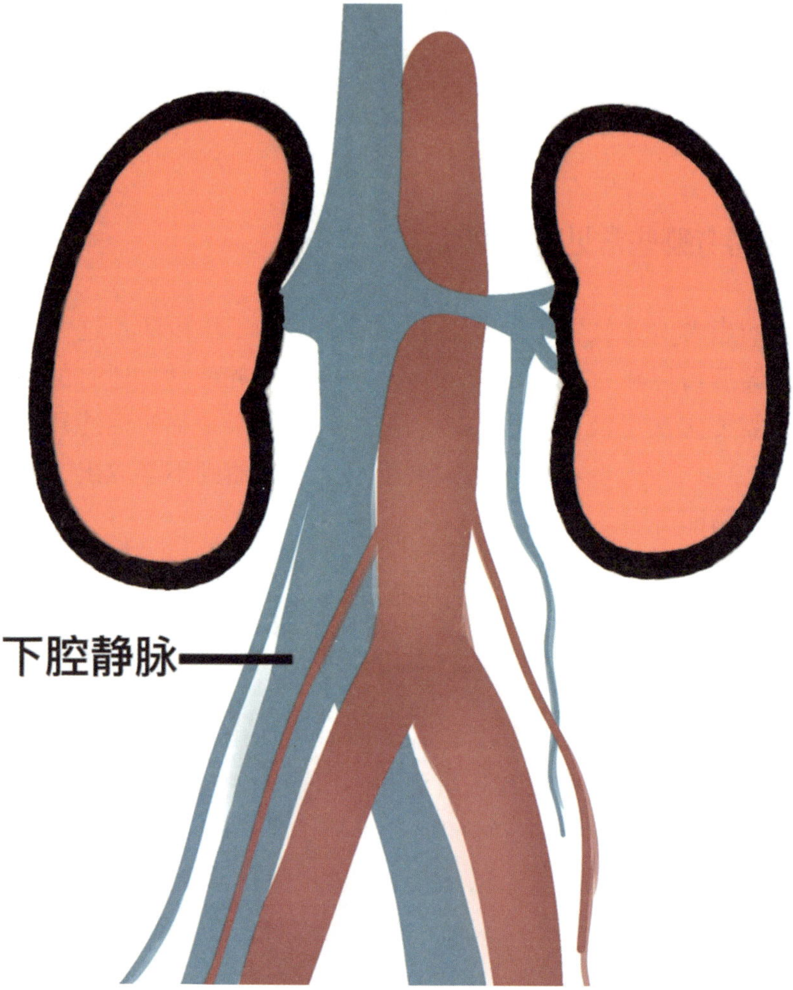

图 5-2　下腔静脉插图

8. 为什么放滤器前要做多部位彩超检查？

答： 首先，下肢静脉超声检查可以了解深静脉血栓发生的范围、性质和程度；心脏彩色多普勒超声检查可以了解肺动脉和右心的形态、有无血栓及右心功能和肺动脉压力。其次，恶性肿瘤患者容易产生深静脉血栓，多部位彩超有助于筛查肿瘤。

9. 下肢静脉超声检查、CT 检查和术中造影的优、缺点分别是什么？

答：（1）下肢静脉超声检查，可以快速便捷地对疾病作出诊断，可以确认血栓的范围、性质和程度，费用低，但确诊率与后两者相比较低，对小腿深静脉血栓检出率较低，信息提供不够全面。

（2）下肢静脉 CT 在检出深静脉血栓的同时还可精确评估髂静脉受压情况，能较准确地评估病变部位，疾病诊断确诊率高，但 CT 检查排队时间长，出报告时间也长。

（3）顺行性静脉数字减影血管造影（DSA），是确诊深静脉血栓的金标准，确诊准确率最高，也可评估下肢深静脉血栓阻塞情况，但与前两者相比费用更昂贵。

10. 为什么滤器置入手术需要常规使用弹力绷带包扎伤口？

答：置入滤器需要进行静脉穿刺，穿刺点需要适当压力包扎才能确切止血。

11. 滤器置入手术术后使用弹力绷带加压包扎腹股沟处有哪些注意事项？

答：（1）病情允许的患者术后取平卧位，患肢抬高于心脏 20 ~ 30 cm。

（2）滤器置入术后行保留导管接触性溶栓（CDT）治疗的患者，因深静脉内置管期间需卧床休息。

（3）经股静脉穿刺滤器置入者术后 6 小时内绝对卧床，术肢伸直、制动，患肢可左右平移，轻微旋转，进行踝泵运动（如图 5-3）。

（4）穿刺处皮肤因血管鞘扩张皮肤可能会出现疼痛，疼痛持续时间短（通常 $<$ 1 h），疼痛程度大。

（5）密切观察敷料有无脱落，伤口有无渗血。

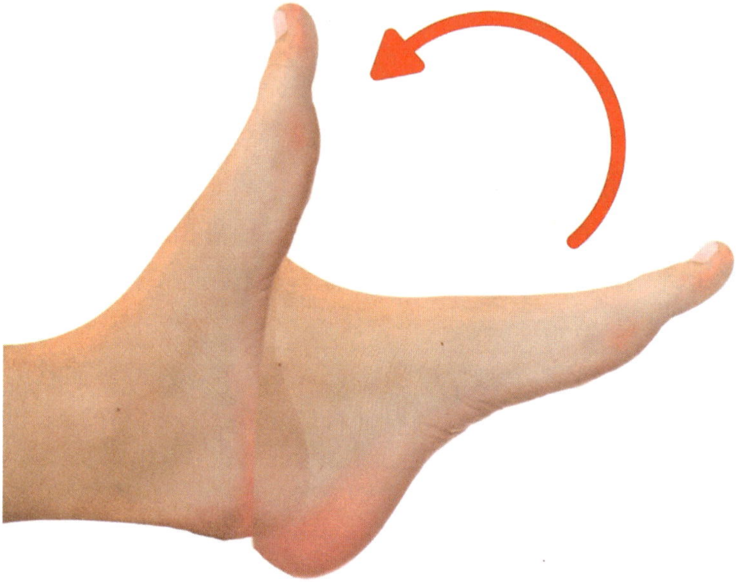

图 5-3 踝泵运动图

12. 滤器置入手术术后，手术伤口需要换药吗？多久换药一次？

答： 不需要，术后 24 小时即可拆除伤口敷料，穿刺点消毒后予以外科敷粘贴覆盖。

案例导入

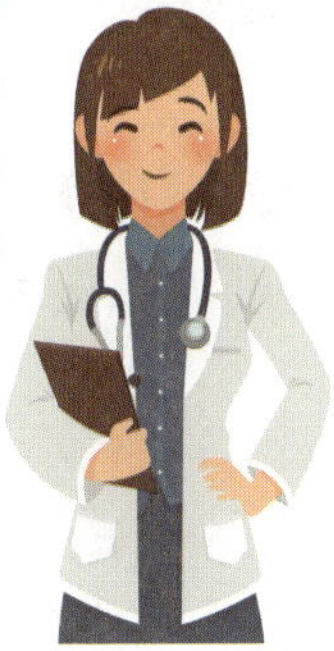

二、经导管溶栓术和机械吸栓术

何女士，40 岁，由于骨折后在家久躺着，几乎没有活动，血液回流缓慢，形成下肢深静脉血栓了。

王医生：“现在是急性期，为了不耽误病情，我们建议你行机械吸栓术联合经导管溶栓术。”

何女士：“那这个需要‘开刀’吗？”

王医生：“这个是属于介入手术，请你不要过于紧张。你已经知道了这个病最严重并发症是肺栓塞，非常危险。机械吸栓是微创治疗技术，是一种有效清除血栓、恢复和维持血管通畅及减轻症状的机械吸栓装置。溶栓就是血管被血凝块堵住了，我们将导管送到你有血栓的血管里，让溶栓药物能直达病灶。”（图 5-4）

何女士：“那这个手术风险大吗？治疗效果怎么样呢？”

王医生：“这是一种微创手术，创伤较传统的切开手

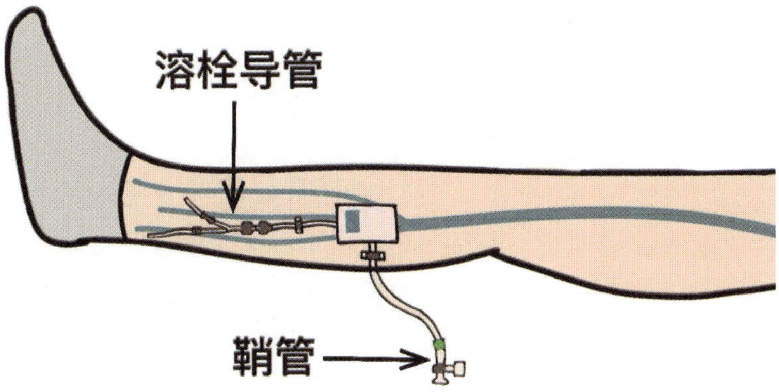

图 5-4　导管溶栓图

术风险小很多，你别害怕。”

何女士：“那手术之后我是不是就可以随便活动了？”

王医生：“溶栓之后还需要适当休息，配合抗凝药物的使用，再观察你尿液的颜色、性质等。循序渐进地增加活动量才能达到最好的效果呢。下面就听我来详细为你解答吧！”

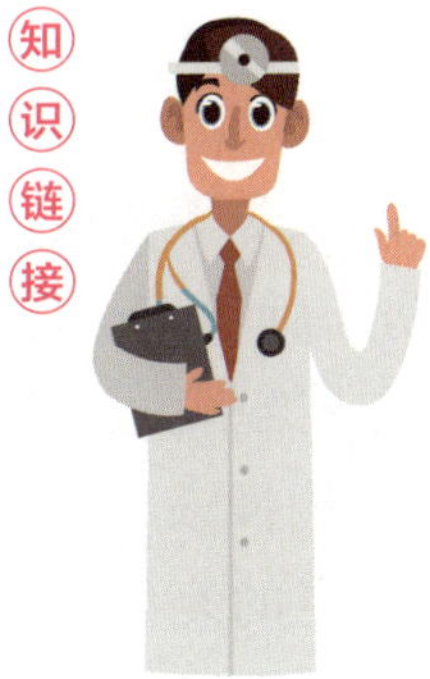

1. 什么是经导管溶栓术？

答：溶栓一般情况下给药是通过周围静脉注射。药物溶栓通过静脉回流到心脏后再分布到全身，作用到下肢血栓处的时候药物浓度比注射时要小得多，溶栓效果受到不同程度影响。如果这时增加溶栓药物，则出血风险大为增加。经导管置入溶栓可以将药物直接作用于血栓，在同样的剂量下溶栓效果可增强数十倍。

经导管溶栓术是一种治疗下肢深静脉血栓形成的介入性治疗方法。通过在患者的体内插入导管，将溶栓药物输送到患者的血管内，以溶解形成的血栓。（图 5-5）

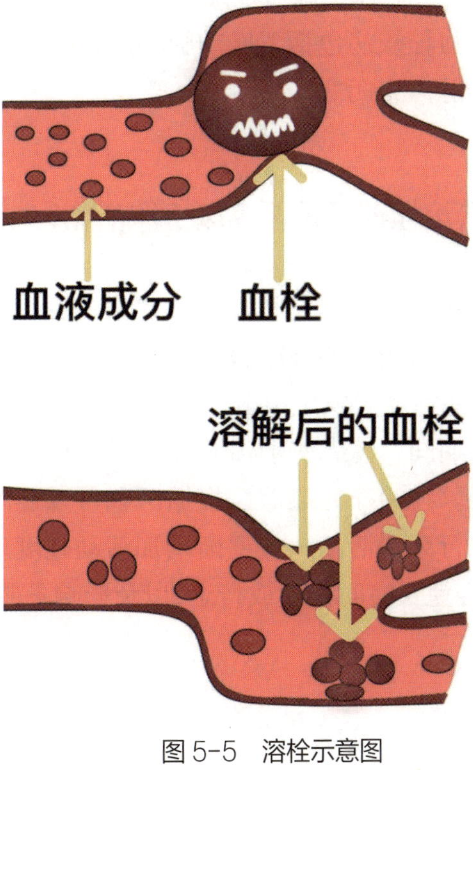

图 5-5　溶栓示意图

2. 经导管溶栓术的优、缺点分别是什么?

答: 它具有创伤小、康复快、减少出血等手术相关并发症的风险等优点。

缺点：在置入导管之前，需要放下腔静脉滤器保护，以防止肺栓塞。溶栓后复查 DSA 造影，如果发现髂静脉有狭窄，还需要用球囊或支架解决，费用高。同时存在溶栓药物过敏反应；经导管溶栓术需要在患者体内插入导管，可能存在导管相关并发症，如感染、血栓形成等；术后存在一定的复发率，需要注意预防。

3. 经导管溶栓术有哪些适应证?

答: 它的适应证包括：

（1）静脉血栓疾病包括急性下肢深静脉血栓形成、亚急性或慢性下肢深静脉血栓形成、下肢深静脉血栓形成合并肺栓塞、肠系膜血栓。

（2）动脉血栓疾病包括下肢动脉缺血、内脏缺血。

（3）动静脉内瘘闭塞。

4. 在导管溶栓期间是否可以下床活动?

答: 在经导管溶栓术期间，一般建议患者卧床休息，避免活动。这是因为血栓溶解后，血液中的纤维蛋白原水平升高，血液凝固能力降低，容易发生出血。如果在活动时发生出血，会增加治疗的风险，甚至可能导致生命危险。因此，在治疗期间，患者一般需要保持卧床休息，更换体位应动作轻柔，保持大小便通畅。在治疗完成后，根据医嘱可以逐渐开始活动。如果患者情况稳定，可以进行床边活动，并逐渐增加活动强度。在活动时，患者应注意避免剧烈运动，避免长时间站立或行走，以免影响下肢深静脉的恢复或加重症状。

5. 溶栓导管有具体的留置时间吗?

答: 一般情况下，导管需要留置在血管内的时间较短，通常为 24 ～ 96 小时，不超过 1 周。具体时间的长短取决于血栓的大小和位置、患者的病情和治疗效果等因素。

在导管留置期间，医护人员会密切观察患者的病情和导管的使用情况，定期进行血栓溶解效果的评估，以及对导管进行维护和护理。在导管拔除后，患者需要进一步进行血栓治疗和预防，并接受相关的随访观察，以及定期进行复查和检查。

6. 溶栓导管周围渗血，要不要紧?

答: 如果在经导管溶栓术过程中，患者出现导管周围的渗血，需要及时通知医护人员，因为这可能是导管位置不当或者导管周围血管损伤引起的。如果渗血量较小，观察渗血情况的变化，如果渗血逐渐减轻或停止，则一般不会对治疗造成太大影响。但是如果渗血量较大，或者导管周围出现肿胀、疼痛、感染等情况，需要及时告知医护人员进行处理。(图 5-6)

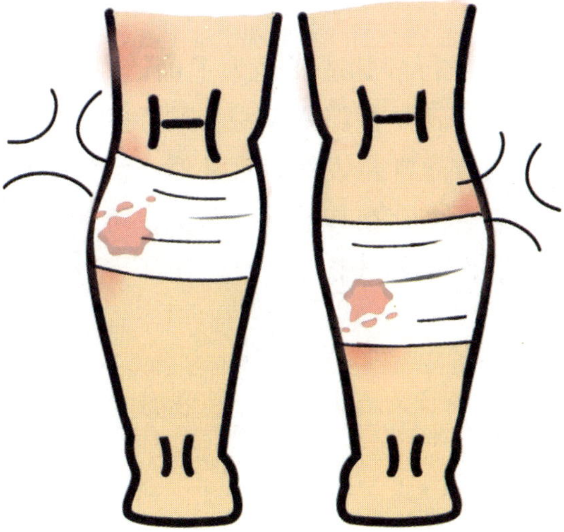

图 5-6　伤口渗血图

7. 溶栓导管拔管后可以立即下床吗?

答: 通常来说，拔管后需要保持卧床休息数小时，以便观察患者是否出现出血、血肿、血压升高或其他不适症状。如果情况正常，可以床边活动，如起床行走、进行肢体运动等。但如果患者在拔管后出现出血、血肿、严重疼痛、头晕等症状，需要及时通知医生，延迟活动时间或继续卧床休息。下床活动需要注意不要过度活动，以免增加静脉内血栓重新形成的风险。

8. 导管溶栓的过程中为何要多次复查凝血功能?

答: 在导管溶栓的过程中，凝血指标的变化可以反映出治疗的效果和患者的安全性状况，例如溶栓治疗成功后，D- 二聚体水平会下降，凝血酶原时间和活化部分凝血活酶时间会变长。因此，在导管溶栓过程中，医生需要对这些指标进行定期监测和检查，以便及时评估治疗效果和发现可能的并发症，以确保治疗的有效性和安全性。

9. 溶栓导管拔除前为什么要做静脉造影?

答: 在溶栓导管拔除前进行静脉造影是为了确认血栓是否已完全溶解，并评估静脉通畅情况，从而确定是否需要进一步的治疗。如果静脉造影显示血栓已完全溶解，静脉通畅，通常会拔除导管并停止治疗。如果静脉造影显示血栓未完全溶解，或者静脉内存在其他异常情况，可能需要继续治疗，或者采取其他措施进行进一步的治疗。（图 5-7）

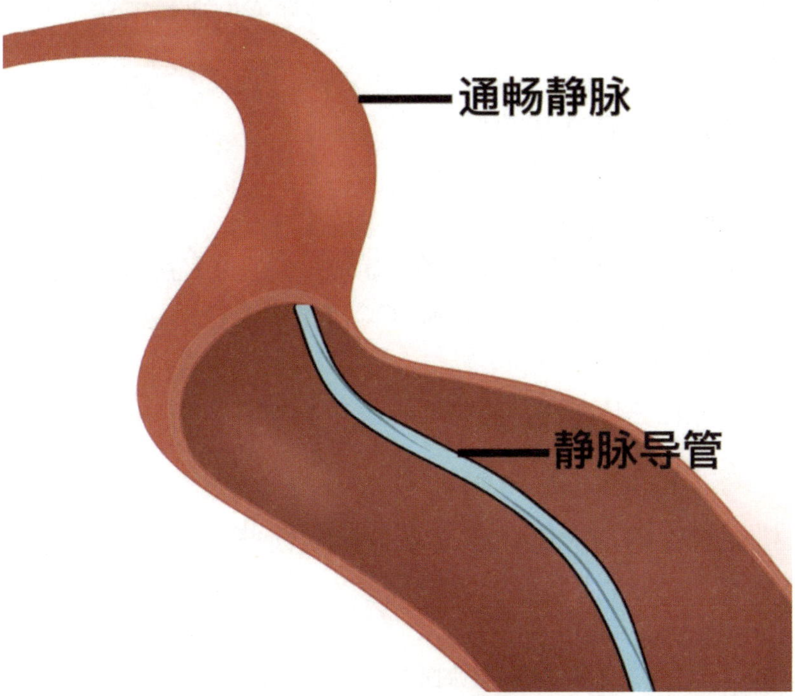

图 5-7　静脉通畅示意图

10. 导管溶栓术后，血栓会完全溶解吗?

答: 对于较小和较新的血栓，经导管溶栓术通常可以有效地将血栓完全溶解。但是，对于较大、较老的血栓，尤其是深静脉血栓，由于血栓过于复杂和坚固，经导管溶栓术可能无法完全溶解血栓。此外，溶栓治疗的成功程度还会受到多种因素的影响，包括治疗的时间、药物类型和用量、患者的年龄和健康状况等。

11. 什么是机械吸栓术?

答: AngioJet 机械血栓清除系统是可以联合药物与机械作用的血栓抽吸系统（PMT），是近年临床开展的微创治疗新技术，被认为是一种有效的清除血栓、恢复和维持血管通畅及减轻症状的机械吸栓装置，目前在国内临床上已被批准用于外周动脉、外周静脉、血透通路等的血栓治疗。

12. 机械吸栓有什么优势?

答: 机械吸栓的优点有:

（1）迅速降低血栓负荷，快速缓解症状，快速减轻患者痛苦。

（2）减少溶栓药用量，降低出血风险，给有溶栓禁忌的深静脉血栓患者提供多一种选择。

（3）缩短祛栓总体时间，提高周转效率。

13. 机械吸栓的适应证、禁忌证分别有哪些?

答: 它的适应证包括:

（1）急性髂股或全肢型深静脉血栓（DVT）。

（2）亚急性髂股或全肢型深静脉血栓（DVT）。

（3）慢性 DVT 急性发作。

手术的禁忌证包括:

（1）合并瘤栓的 DVT 者。

（2）有明确的严重出血风险、无法接受抗凝治疗者。

（3）预期寿命 $<$ 1 年者。

（4）无法耐受手术者。

（5）严重的肾功能不全者。

14. 机械吸栓为什么要术前留置导尿管?

答: 机械吸栓在通过流体击碎血栓的过程中会造成大量的红细胞破坏，细胞内钾、腺苷酸等物质释放入血，细胞碎片进入泌尿系统，可引起血红蛋白尿或血块。在术前留置导尿管可以防止术后因血块阻塞导致插管不顺利，减轻患者痛苦。绝大多数患者在术后 1 ～ 2 天出现血红蛋白尿后可以自愈，一般不会导致肾功能的改变。

15. 出现血红蛋白尿需要治疗吗?

答: 绝大多数患者在术后 1 ～ 2 天出现血红蛋白尿后可以自愈。术后当日饮水量不少于 1500 ml，每天饮水量＞ 2000 ml，水化尿液，遵医嘱使用碳酸氢钠碱化尿液。根据尿液情况，遵医嘱膀胱冲洗 3 ～ 5 天，适当调整冲洗速度，术后 48 ～ 72 小时肉眼血尿消失，即刻停止膀胱冲洗。(图 5-8)

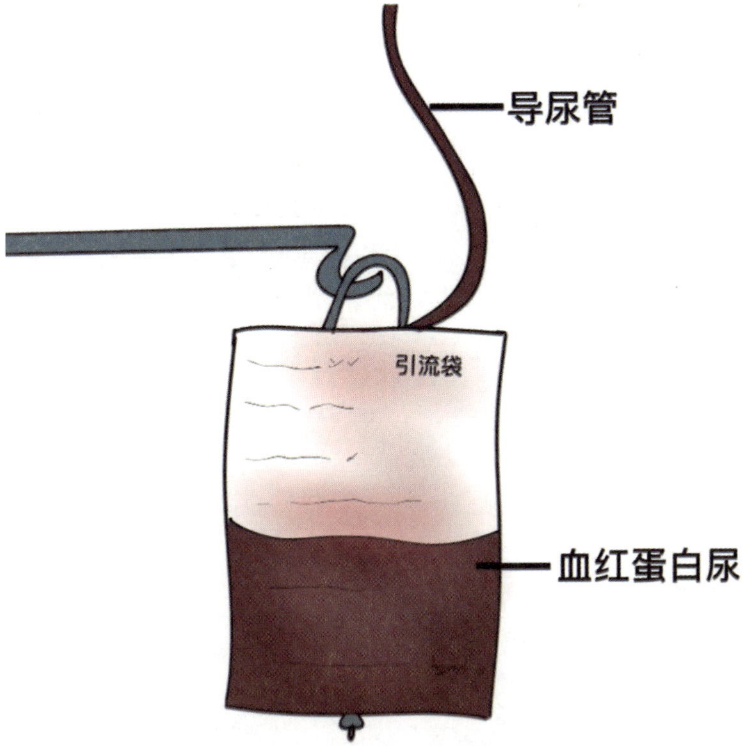

图 5-8　血红蛋白尿引流图

案例导入

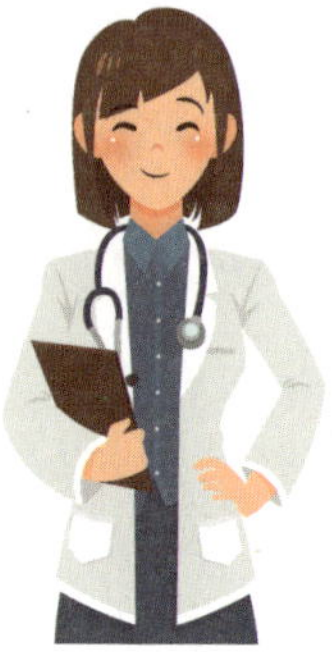

三、其他

何女士刚从骨科做完骨折的手术后又被诊断出下肢深静脉血栓，转入血管外科继续治疗。何女士还没缓过神，被医生告知又要进行血栓手术，她非常担心。

何女士：“是要把我长血栓的血管切开了把血栓取出来吗？听着我就害怕！”

王医生：“不是这样的，我们现在是用微创的方式，创伤比你说的这一种小很多，更安全。”

何女士：“医生，我才做完手术，身体都还没恢复又要进行一次手术，我的身体能吃得消吗？”

王医生：“你不要过度担心，请听我来一一为你解答吧！”

知识链接

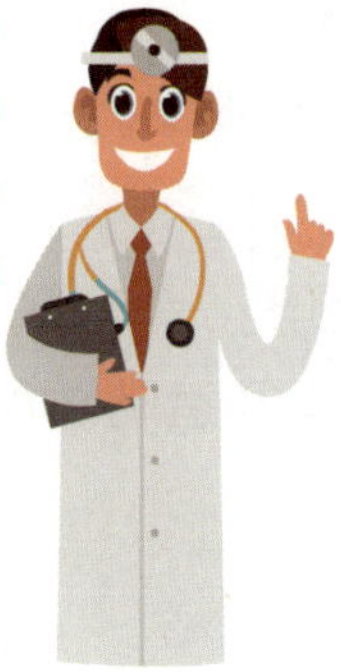

1. 我刚做完其他手术，再做血栓病的手术能不能受得了？

答： 如果身体状况良好，手术前身体检查结果正常，并且血栓病的手术风险较小，在进行其他手术后可以接受血栓病的手术。但是，如果身体状况较差，手术前身体检查结果异常，或者血栓病的手术风险较高，可能需要更谨慎地评估患者的手术风险，并在医生的指导下做出决定。

2. 为什么手术切开取栓不是常规治疗方法？

答： 手术取栓主要用于严重的下肢肿胀，以及不能使用抗凝溶栓药物的患者。如果不能同时解决髂静脉受压的问题，手术取栓后血栓很容易复发。这种情况下，手术取栓的远期效果并不比经导管溶栓优越，因而不作为常规治疗方法。

3. 在导管溶栓期间，最常见的并发症是什么？应该主要观察哪些方面呢？

答： 最常见的并发症是出血。应该着重观察穿刺点的局部皮肤、伤口渗血、全身皮肤及黏膜有无瘀血瘀斑、有无咯血、呕血、黑便及血尿、血压及神志变化。具体情况有：

（1）伤口渗血、局部瘀斑或血肿。

（2）全身皮肤、黏膜出现瘀点、瘀斑，以及鼻出血、牙龈出血、球结膜充血等。（图 5-9）

（3）呕血、黑便，伴或不伴腹痛等。

（4）肉眼血尿。

（5）痰中带血或咯血。

（6）腹痛、腹胀、心率增快、血压下降等。

（7）头痛、恶心、呕吐、言语不清、意识障碍、肢体感觉和运动功能障碍等症状和体征。

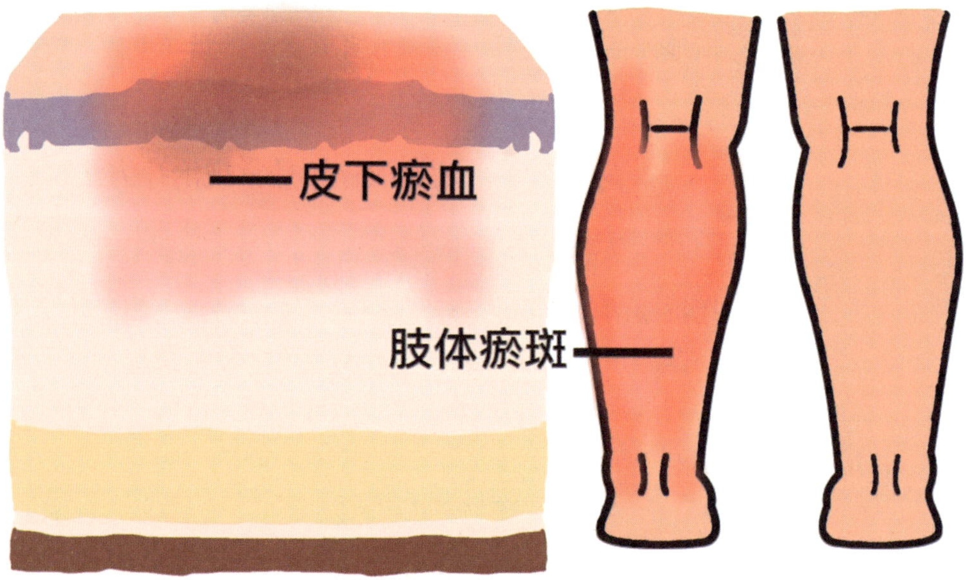

图 5-9　皮下瘀血、肢体瘀斑图

4. 在导管溶栓过程中，完全配合医护人员的工作，是不是就没有任何风险了呢?

答: 由于溶栓导管占据血管的管腔，血流速度减慢，可能会诱发导管相关血栓。在此期间，除医护人员密切观察病情变化外，患者本人也需观察置管侧肢体有无肿胀、疼痛，或原有肢体肿胀和疼痛是否减轻等症状。若有患肢疼痛加剧、胸闷、胸痛和呼吸困难等，立即告知医护人员。

5. 溶栓治疗期间肢体会疼痛吗?

答: 溶栓治疗会减轻原有肢体的肿胀和疼痛，如果置管肢体出现疼痛、肿胀加重，需要及时告知医生，以预防并及时发现新形成的血栓。（图 5-10）

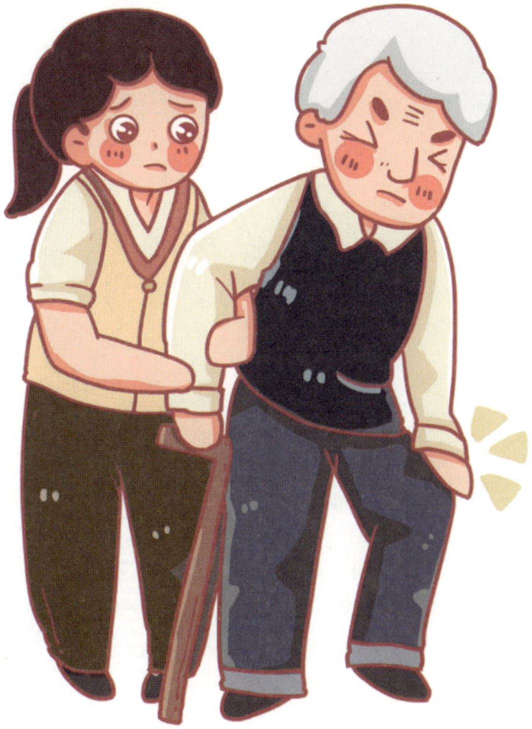

图 5-10　肢体肿胀、疼痛图

6. 置管溶栓期间需要如何配合？能活动吗？

答：每 2 个小时可翻身一次，更换体位时注意动作轻柔，应避免置管侧肢体的关节过度弯曲、避免置管侧肢体用力；溶栓期间可在床上进行踝泵运动，促进下肢血液回流；置管溶栓期间，如果患者能耐受，可在医生评估后在家属协助下下床活动，行床旁活动及如厕。

第六章　护理篇

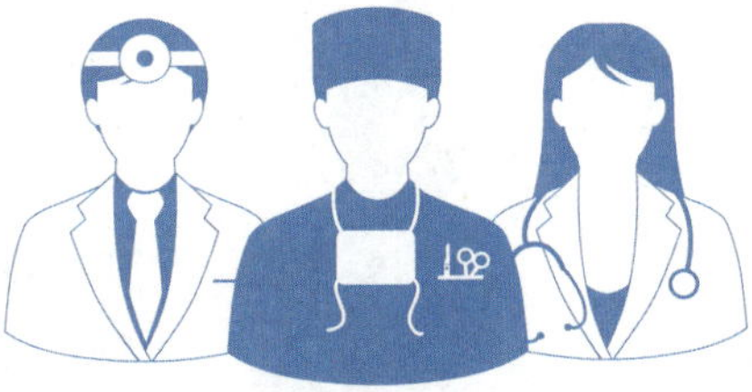

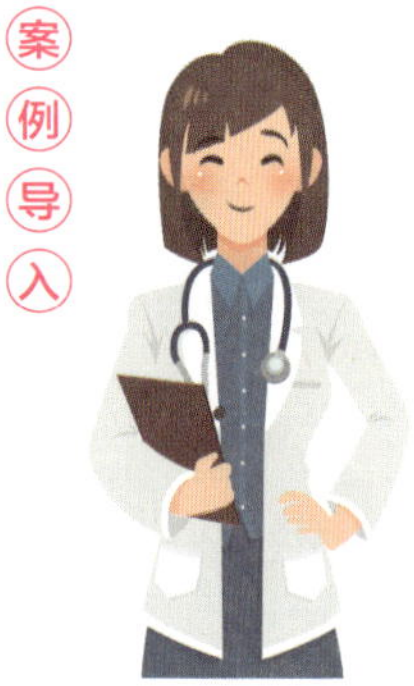

王女士，36岁，因为怀孕检查出前置胎盘，医生告知其风险后叮嘱她要多卧床休息。因为是第一胎加上是高龄产妇，王女士和她的家人都格外小心谨慎，从医院回来后，王女士便开启了衣来伸手饭来张口的养胎模式，每天除了上厕所基本不下床活动，到了第九天，王女士突然发现自己的右下肢有点肿，家里人看了看说："没事，怀孕都会有点腿肿，我去打盆热水泡泡脚就好了。"说着便端来了盆热水给王女士泡脚。接连三四天，家人都是这样给王女士消肿的，可是王女士肿胀的腿非但没有好转还肿得越来越大了，家人也越来越着急，赶紧送王女士去医院。（图6-1）

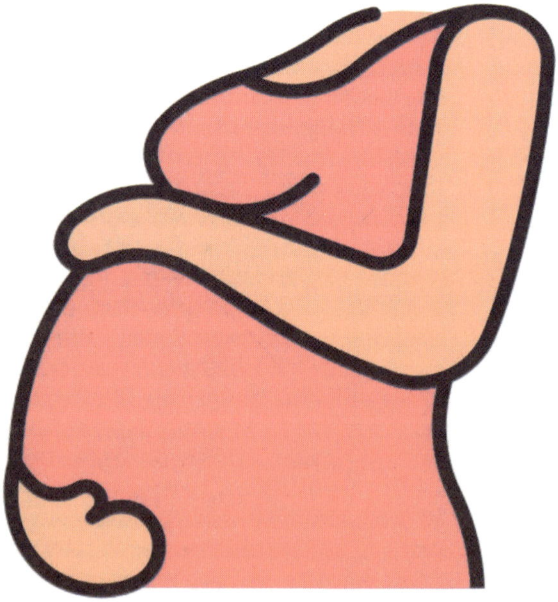

图6-1 孕妇图

一番检查后，赵医生对王女士说："你这是养胎期间，没有活动，血液回流缓慢，形成下肢深静脉血栓了。"

赵医生："你现在是急性期，是不能泡脚的，泡脚会增加血栓脱落的风险。"

王女士："这可怎么办？赵医生，你说的急性期是不是我现在的病非常严重？"

赵医生："你别太着急，这个病最严重的并发症是肺栓塞，就是血栓脱落堵住了你的肺血管，是非常危险的。现在你需要立即住院治疗，下面我来普及下疾病相关护理知识。"

知识链接

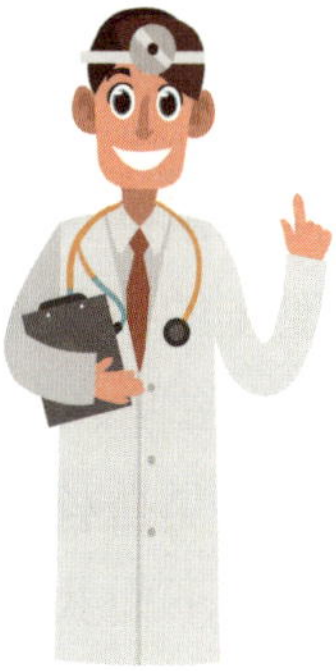

1. 深静脉血栓患者需要抬高患侧下肢?

答: 在急性期的深静脉血栓，通常是要求抬高患肢的。血管好比是下水管道，血栓好比是阻塞下水管道的废弃物或硬物，下水道部分阻塞会导致下水道上方膨胀，血栓阻塞血管亦是如此。如果将水管抬高，水管内水会快速往低处回流。血管内血液也是这个原理，肢体是老是下垂，下肢的肿胀就不太容易消退。如果是平卧的时候，虽然可以消退，但是消退得比较慢，只有把下肢抬高处于斜坡状态，高于心脏水平 20° ～ 30° 这样的角度的时候，自然放置，下肢的血液会迅速回流至心脏，减轻水肿。所以抬高患肢是治疗深静脉血栓的最基本的措施。（图 6-2）

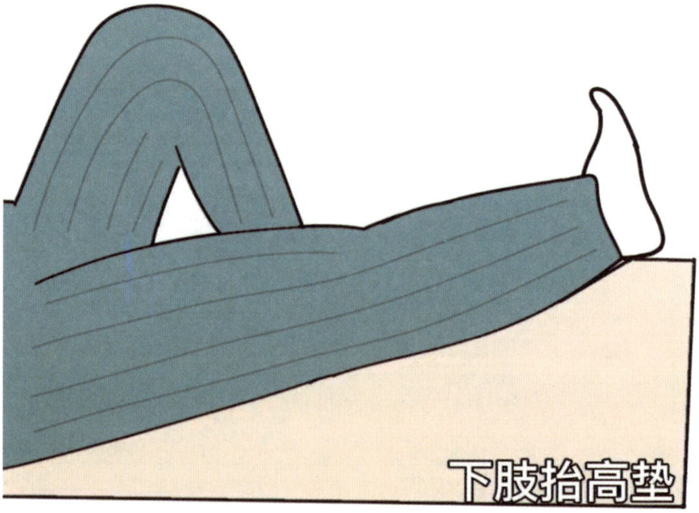

图 6-2　抬高患肢图

2. 深静脉血栓患者可以按摩、热水泡脚和热敷下肢促进消肿吗?

答: 不可以。因为按摩、热水泡脚和热敷下肢可能会促进血栓的脱落,导致急性的肺栓塞,从而导致更严重的后果,所以急性期是严禁进行下肢的按摩、泡脚和热敷的。患者可以适当在床上做一些踝关节的屈伸活动,这对患肢消肿是有帮助的。(图 6-3)

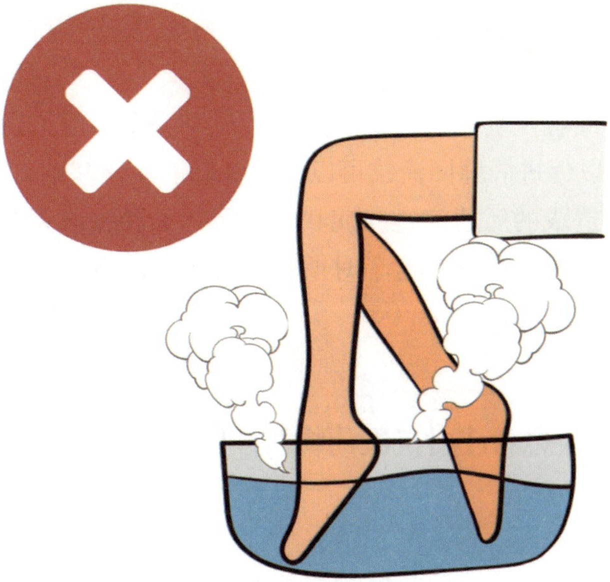

图 6-3 禁止热水泡脚图

3. 深静脉血栓患者可以下床活动吗?

答: 一定要绝对卧床休息,这时候下肢不要做大幅度的运动,适当在床上做一些踝关节的屈伸活动是可以的,但是不要下床行走。因为在行走的过程中肌肉的挤压会造成血栓脱落,有可能发生严重的肺栓塞,甚至会危及生命。急性期患者一定要绝对卧床,避免肢体的剧烈运动,不要做按摩;如果血栓处于恢复期即慢性期,可以穿弹力袜下床活动,日常生活中多做踝关节的屈伸锻炼，通过锻炼促进血液循环，晚间睡觉的时候要把腿抬高，以促进下肢血液回流，避免在现有血栓的基础上发生新的血栓，也同时让下肢的水肿情况得到改善。

4. 深静脉血栓患者什么时候可以穿医用弹力袜?

答:在急性期,患者可暂时不穿医用弹力袜。医用弹力袜又称循序减压袜，有一定压力，在下肢水肿明显时穿戴较为费力，容易产生挤压作用。慢性期或者恢复期，下肢水肿有所减轻，组织张力不太大，穿弹力袜是比较合适的。在血栓的慢性期或者恢复期，对于那些血栓没有完全溶解、留有后遗症的患者，穿弹力袜可以促进静脉回流，可以防止在陈旧血栓基础上激发新的血栓，防止深静脉血栓造成的后遗症这些症状的加重，如肿胀或者有色素沉着，或者是皮肤瘙痒、溃疡的情况，这个时期穿弹力袜可以有效地降低这些后遗症的发生。

5. 深静脉血栓患者注射抗凝药物时注射部位发生皮下出血瘀斑怎么办?

答: 深静脉血栓患者进行抗凝药物注射时可能会出现皮下瘀血、硬结的情况，有些可在一至数周自行消退，而有些是因药物过量或者怀孕凝血功能改变引起的，如出现此类情况，及时告知医生，按时监测凝血功能，据此调整用药剂量。

第七章　物理治疗篇

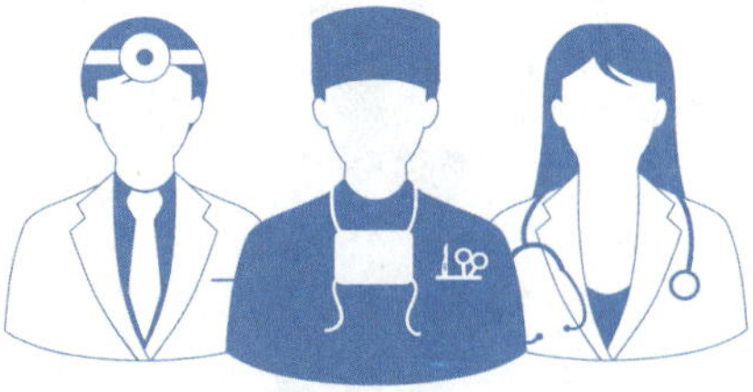

案例导入

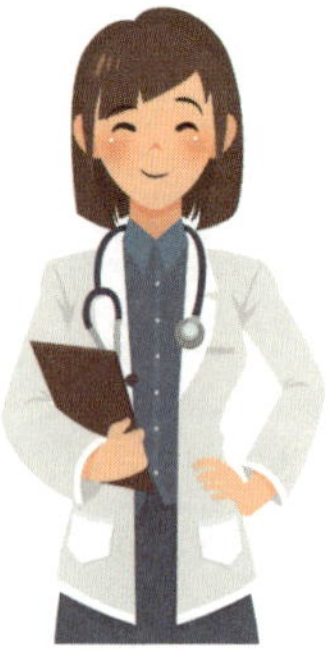

李先生，62 岁，因下雪天路滑在路上摔了一跤。尾骨摔伤后活动不便，在家里人的“帮助”下他开启伤筋动骨一百天的卧床养病模式，一周后，他的女儿发现他左腿肿起来，去医院一番检查后何医生对他的家人说：“这是摔伤后躺久了，没有活动，血液回流缓慢，形成下肢深静脉血栓了。”

女儿：“你说这是血液回流缓慢引起的？我在网上查了下，好像穿弹力袜可以帮助血液循环……”

何医生：“先不着急穿，他现在处于一个急性期。”

女儿：“急性期不更加需要穿吗，我们要帮助他的腿血液循环呀！”

何医生：“你说的没错，医用弹力袜是可以帮助下肢的血液回流，但是对于深静脉血栓急性期我们治疗的重点是要防止血栓脱落带来的风险，等过了急性期还是需要穿医用弹力袜的，弹力袜怎么选，怎么穿等李先生住院治疗我后再来给你普及医用弹力袜的相关知识。”

知识链接

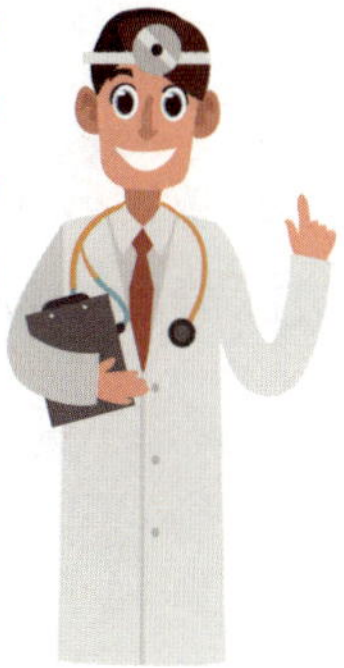

1. 什么是医用弹力袜?

答: 医用弹力袜又叫梯度压力弹力袜，是一种抗血栓梯度压力带，将这种具有弹力压缩的长袜套于脚踝至小腿或大腿处，压力最高处为脚踝，由下往上压力逐级递减，以促进下肢静脉血液回流，达到预防下肢深静脉血栓的目的。(图 7-1)

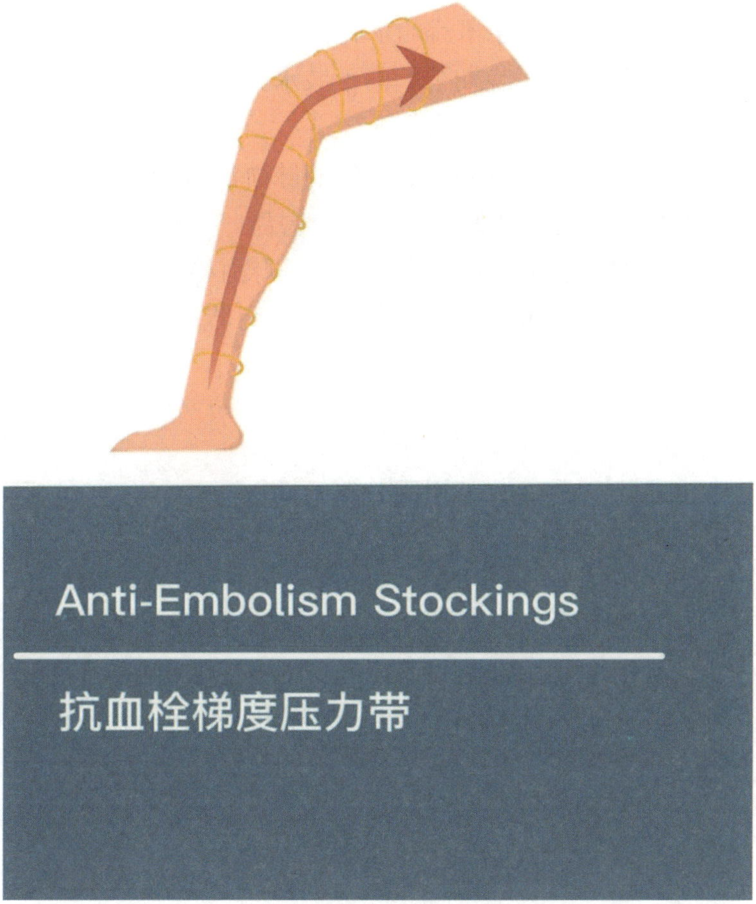

图 7-1　医用弹力袜图

2. 医用弹力袜有哪些功能?

答: 医用弹力袜利用其渐进式压力——由脚踝处渐次向上递减，收缩腿部肌肉，加快静脉血流速度，使血液回流心脏，从而达到预防深静脉血栓形成的目的。

3. 医用弹力袜有哪些适用人群?

答: 医用弹力袜的适用人群:

（1）恢复下肢静脉手术后的功能，防止静脉曲张的复发。

（2）消除各种手术后的水肿。

（3）消除妊娠晚期孕妇的下肢水肿，预防妇女产后的下肢静脉曲张和深静脉血栓形成。

（4）消除由静脉曲张、下肢静脉血流回流障碍引起的肿胀、酸痛，使变黑硬化的皮肤逐渐转好，溃疡皮肤愈合。

（5）预防长期卧床患者的下肢静脉血栓形成。

（6）对长时间站立、坐位、重体力劳动者来说，可减轻下肢酸胀不适，预防下肢静脉曲张。

4. 哪些人不适合穿医用弹力袜?

答: 不适合穿医用弹力袜人群:

（1）严重下肢动脉疾病（如下肢动脉缺血性疾病、下肢坏疽）。

（2）严重周围神经病变或其他感觉障碍；肺水肿（如充血性心力衰竭）。

（3）下肢皮肤 / 软组织疾病（如近期植皮或存在皮炎）；下肢畸形导致无法穿着。

（4）下肢存在大的开放或引流伤口；严重下肢蜂窝织炎。

（5）下肢血栓性静脉炎。

（6）已知对弹力袜材质过敏：股腿部有皮炎、静脉结扎、坏疽、近期进行皮肤移植；由于严重的动脉硬化引起的腿部血液循环不良；由充血性心衰引起的下肢大面积水肿或肺水肿；下肢严重变形等。

5. 如何挑选适合自己的医用弹力袜?

答: 医用弹力袜的选购应该听从医师的建议。一般而言，款式方面，分为长筒（至大腿）型和短筒（至膝）型,具体型号应该根据个人实际情况决定。测量方法是，坐或卧于床上，双下肢充分放松，测量脚踝上方最细部位周长、小腿最粗部位周长、大腿最粗部位周长。主要依据踝部尺码进行选择。压力选择以脚踝部压力为主，遵医嘱选择相应压力级别。一级压力的弹力袜主要用于减轻腿部沉重感、疲劳感，以及预防静脉曲张、血栓形成和栓塞及经济舱综合征，并可用于治疗妊娠期轻度水肿及轻度静脉曲张；二级压力的弹力袜适用于有明显静脉曲张、浅静脉炎、深静脉瓣膜功能不全的患者；三级压力的弹力袜适合严重静脉曲张并伴有明显水肿、存在静脉溃疡的脑血管疾病患者及可逆性淋巴水肿患者；四级压力的弹力袜则是针对严重的血栓形成后综合征和不可逆性淋巴水肿的患者。（图 7-2）

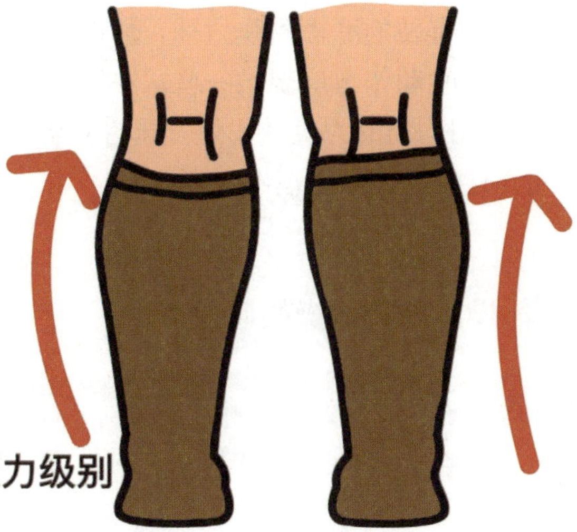

图 7-2　医用弹力袜压力图

6. 如何正确穿医用弹力袜?

答: 清晨起床前，以平卧位进行穿戴为宜。不建议白天反复穿脱医用弹力袜,最好不超过两次,每次脱掉不超过30分钟。穿着时必须保证弹力袜完好、平整、无褶皱，确保弹力袜的后跟与足跟位置贴合。此外，每天观察双下肢皮肤颜色、温度、足背动脉搏动等，如有明显不适、疼痛，应停止使用弹力袜，及时就诊。

7. 如何正确保养医用弹力袜?

答:（1）医用弹力袜最害怕锐器划伤纤维，因此在日常生活中穿脱的时候一定要十分小心，切忌用指甲划伤弹力袜或者在脱袜子的过程中用力撕扯，这些动作都是会损伤医用弹力袜纤维组织的。

（2）洗涤方式也决定了弹力袜的使用年限，建议在洗涤弹力袜时要在温水中冲洗，不要使用强碱性或强酸性的洗涤剂来清洗弹力袜，晾晒的时候切忌暴力拧干或者是暴力甩干，用手挤干或用毛巾吸干多余的水分在阴凉处晾晒干燥即可，切忌在太阳底下暴晒或用高温烘烤。

（3）在穿着弹力袜之前，应该检查双脚的指甲是否会有凸起的尖锐部位，同时也应检查鞋底是否会有硬物摩擦到弹力袜，局部暴力摩擦往往会导致弹力袜出现开线脱丝。穿着时动作也应轻柔一些。在穿着医用弹力袜时如果出现弹力袜轻微下滑,可以用均匀的力量扯住弹力袜的上端,轻轻往上提拉即可,切忌暴力拉扯，如此会导致弹力袜上端出现裂口。

8. 什么是静脉体操? 静脉体操如何做?

答: 静脉体操包括:

（1）足趾关节运动:弯曲并伸直足趾关节，两足可同时进行，持续时间30秒。

（2）足关节运动:两足交替向内和向外用足尖画圈，持续时间30秒。

（3）踝关节运动：交替伸直并弯曲两侧踝关节，持续时间 30 秒。

（4）关节肌肉运动：自然站立，两脚交替，尽可能抬高足跟，脚尖点地，重复 15 次。（图 7-3）

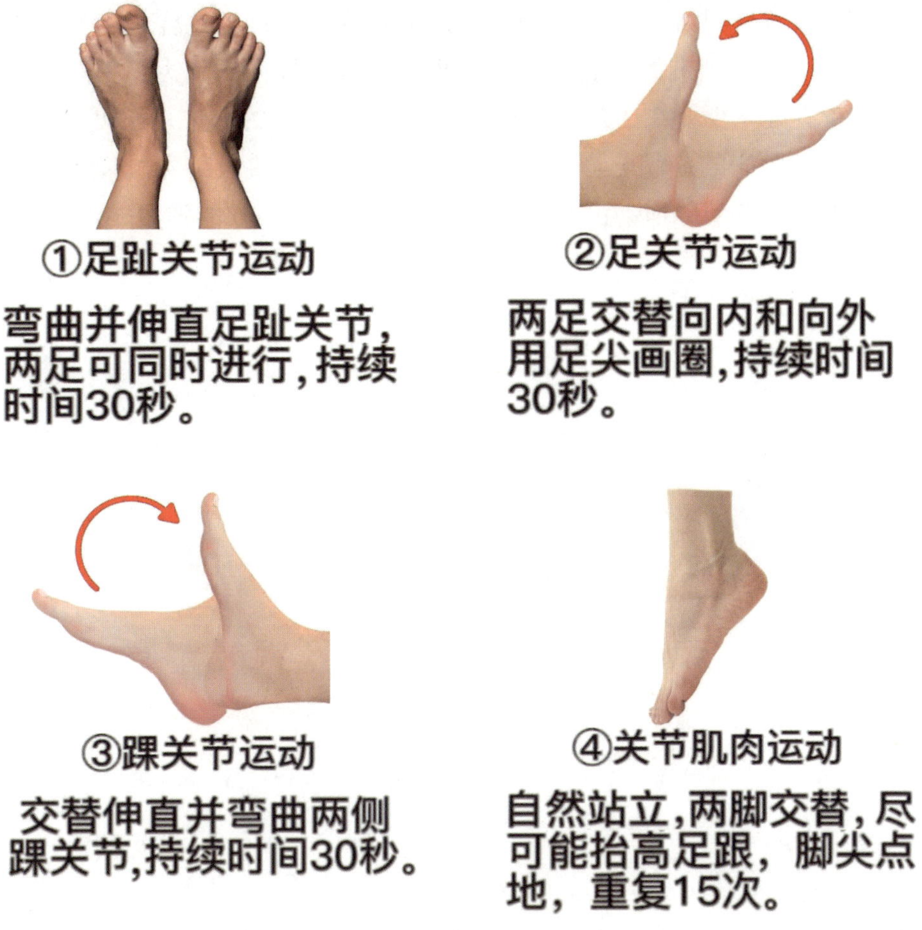

图 7-3　静脉体操图

9. 弹力绷带包扎有效吗？如何正确使用弹力绷带？

答：弹力绷带包扎有效，嘱患者平卧位，充分暴露下肢。自脚踝方向，向小腿、大腿方向逐级缠绕，在缠绕的起点处一般缠绕 2 ~ 3 圈，用于固定弹力绷带。缠绕过程中要充分地展平及伸直弹力绷带，这样可以有效地防止缠绕过程中弹力绷带的卷曲，并且展现弹力绷带最大的弹力。一般在缠绕过程中，重叠处至少要在 1/2，不仅可以防止弹力绷带的移位，还可以有效地改善患者下肢肿胀的症状。在弹力绷带缠绕结束后，要尝试着触摸患者的足背动脉，如果足背动脉搏动没有明显的减弱，可视为有效的弹力绷带使用。

第八章　血栓篇

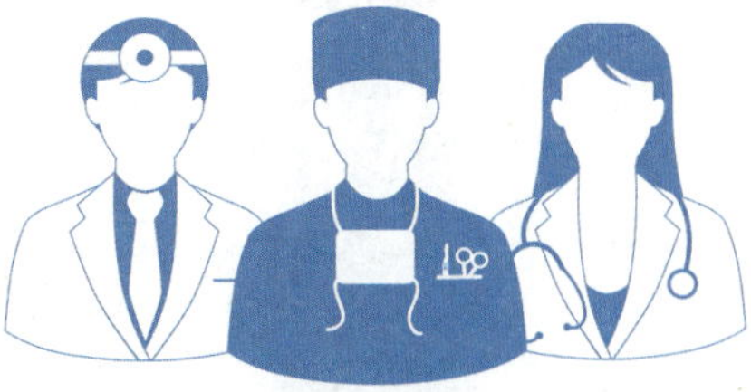

案例导入

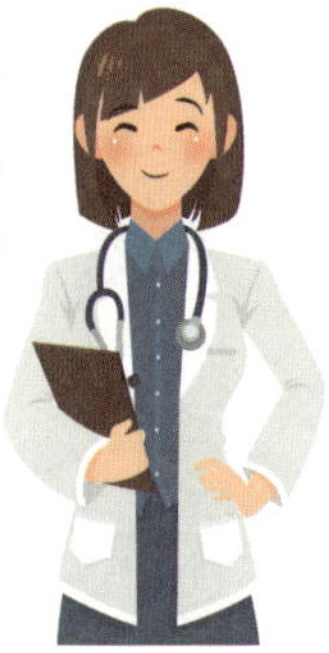

一、静脉导管伴发的血栓

吴先生，66 岁，确诊肺癌入院准备行手术治疗。为保证手术期患者静脉治疗的通畅，病房护士在吴先生的左手臂贵要静脉植入一根 PICC 管。置管后的第 15 天左右，吴先生早上一觉醒来发现，自己的左手臂好像“长胖”了一圈，活动起来也没有以前灵活。早上查房时，吴先生将这一情况反馈给了主管医生，在医生进行了一系列详细的询问后，主管医生立即为吴先生做了左手臂的静脉彩超，彩超结果示：左手臂贵要静脉广泛血栓形成。医生告诉吴先生，发生了静脉导管伴发的静脉血栓。（图 8-1）

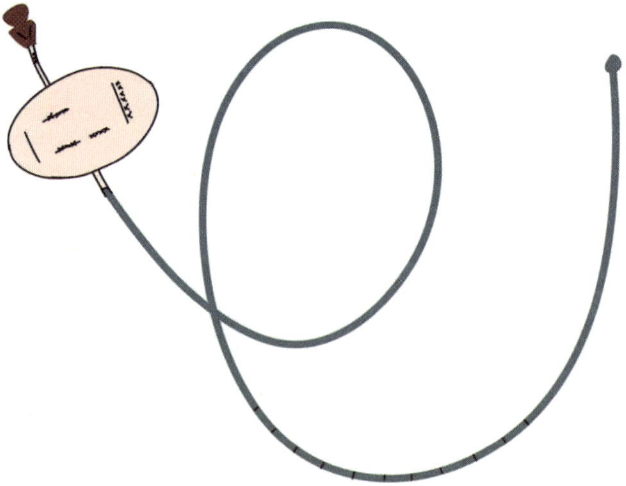

图 8-1　PICC 管图

知识链接

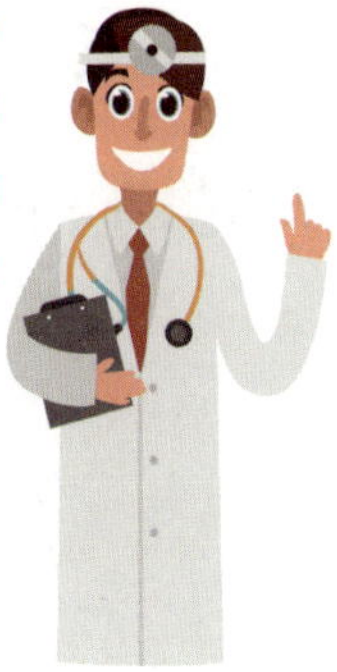

1. 什么是静脉导管伴发的血栓？常发生在哪些部位？

答： 静脉导管伴发的血栓是指血栓形成附着在静脉导管内或外表面，包括腔内或导管尖端血栓及纤维鞘，又可称为导管相关性血栓（CRT）。一般血栓发生在导管走行的血管及其邻近血管，例如颈内静脉、锁骨下静脉、腋静脉、肱静脉、股静脉、头静脉、贵要静脉等。

2. 静脉导管伴发的血栓发生率有多高？

答： 一般发生率在 5% ~ 20%，恶性肿瘤患者 CRT 发生率可达 30%，无症状的血栓发生率可达 60%。

3. 静脉导管伴发的血栓有哪些临床表现？

答： 患者局部出现红肿、疼痛，肢体感觉异常。大多数患者无明显症状，一般难以立即发现。

4. 静脉导管伴发的血栓危险吗？

答： 与深静脉血栓一样，静脉导管伴发的血栓也有发生肺栓塞的风险，也就是栓子脱落后随着血流到达肺动脉，如果栓子足够大则会导致患者猝死。血栓患者远期还可能发生肢体水肿、酸胀甚至溃疡形成等静脉功能不全的表现。

5. 如何诊断静脉导管伴发的血栓?

答: 怀疑有血栓发生时可行静脉彩超检查，或者 CT/ 磁共振检查。实验室抽血检查可查 D- 二聚体、凝血功能全套和血小板计数等。

6. 静脉导管伴发的血栓可以预防吗?

答: 不一定。做到标准化导管维护，例如输液前后用 0.9% 氯化钠注射液或肝素盐水封管，能在一定程度上预防血栓发生。预防性使用抗凝药物来预防静脉导管伴发血栓目前在医学上还没有定论，在实践中需要医生和患者共同权衡出血风险，酌情使用。

7. 出现静脉导管伴发的血栓后，需要立即拔出导管吗?

答: 只要导管通畅，一般 90% 的患者无需拔管。在规范抗凝治疗的同时继续使用导管,直至原发病治疗结束,或者直至导管维护规定需要更换的时间。《肿瘤相关静脉血栓栓塞症预防与治疗指南（2019 版）》建议，肿瘤患者一旦确诊发生导管相关血栓后,如无抗凝禁忌证,应立即给予抗凝治疗至少 3 个月。不再需要导管时可考虑拔除导管。拔管应在抗凝 3 ～ 5 天后再执行。

8. 出现静脉导管伴发的血栓后，拔出深静脉导管有哪些风险?

答: 出现静脉导管伴发的血栓后，盲目拔管可能导致肺栓塞的风险。虽然发生率低，但仍需引起重视。具体拔管流程没有统一规定，考虑拔管前要进行充分评估。

9. 如何治疗静脉导管伴发的血栓?

答: 采用抗凝 + 溶栓治疗。抗凝治疗是基础，此外应根据具体情况，酌情采取溶栓治疗。远期还需长期抗凝治疗 3 ～ 9 个月甚至更长时间。还可用一些促进消肿的辅助药物治疗。

10. 抗凝药物是怎样预防血栓形成的?

答: 目前临床上常使用的药物如阿司匹林、肝素及利伐沙班等，通过阻断血小板的聚集，防止血栓的形成。

11. 静脉导管置入后应该如何管理血栓风险?

答: 临床医护人员应对置管患者的血栓发生风险进行早期评估，对不同风险等级的人群制定分层干预方案。如低风险人群可给予常规管理；对高风险人群使用药物进行预防性抗凝，以有针对性地对高危人群进行重点干预，以发挥预防性抗凝的最佳效果，降低血栓的发生。

案例导入

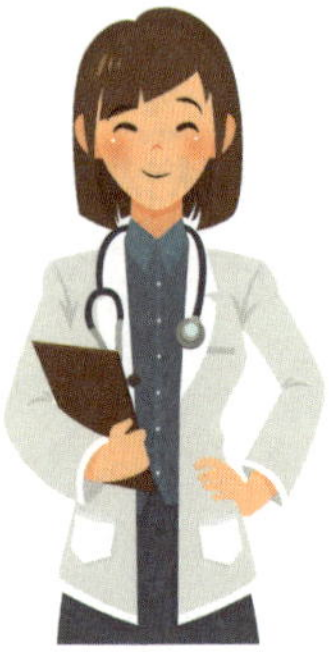

二、手术后深静脉血栓

王奶奶，72 岁，两周前因车祸外伤在全麻下行髋关节置换术，术后安全返回家，因为担心伤口疼痛、渗血而拒绝下床活动，家人多次劝阻，王奶奶仍然十分固执，回家后 1 周都一直躺在床上，直到两天前突然发现右下肢明显肿胀，疼痛难忍，按之凹陷，活动非常受限。因疼痛实在难以忍受，所以家属将王奶奶送到医院急诊，至医院后行彩超检查提示下肢深静脉血栓形成。

王奶奶特别疑惑:“刘医生，明明我做的是髋关节手术，怎么我出了院躺在家里腿上还会长血栓啊？”

刘医生解释道:“王奶奶，在大手术术后发生深静脉血栓这种情况是有一定风险的，相信手术医生在术前也跟你谈过了。”

王奶奶:“刘医生，你看看我上次住院的用药情况，我看到我的主管医生也有给我用肝素。既然我用了抗凝药物，为什么还出现深静脉血栓这个情况，那我在家休养时要注意些什么呢？”

刘医生:“王奶奶，你先别急，你提出的这些问题也正是我想好好回答你的，请你听我慢慢道来。”

知识链接

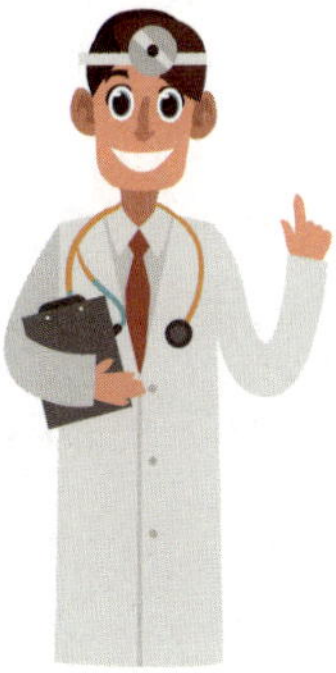

1. 手术后发生深静脉血栓的风险有多大?

答: 下肢深静脉血栓为外科手术患者常见的并发症，从目前国内的临床数据来看，暂时没有足够的研究数据表明手术后发生深静脉血栓的发生率。术后发生深静脉血栓的风险与患者手术类型、自身情况及原发病等多种因素有关。

2. 抗凝药物能完全避免发生手术后深静脉血栓吗?

答: 目前已证实，血液的高凝状态是下肢骨科大手术后 DVT 的重要发病因素，药物预防是目前术前、术后 DVT 防治的主要措施。国内相关研究显示，抗凝药物在深静脉血栓的预防和治疗上都有显著疗效，预防性使用抗凝药物可以降低术后深静脉血栓发生率，但并不能完全避免深静脉血栓的发生。

3. 哪些非药物方法可以预防手术后深静脉血栓?

答: 物理疗法可以在一定程度上预防手术后深静脉血栓，例如：穿戴医用弹力袜，弹力绷带加压包扎、气压治疗（图 8-2），做踝泵运动，适当早起下床活动。物理疗法的预防效果相较于药物预防要差一些，且也不能完全避免深静脉血栓的发生。生活中，对使用抗凝药物有顾虑，或是有抗凝药物使用禁忌证的人群，可以尝试采用物理疗法。

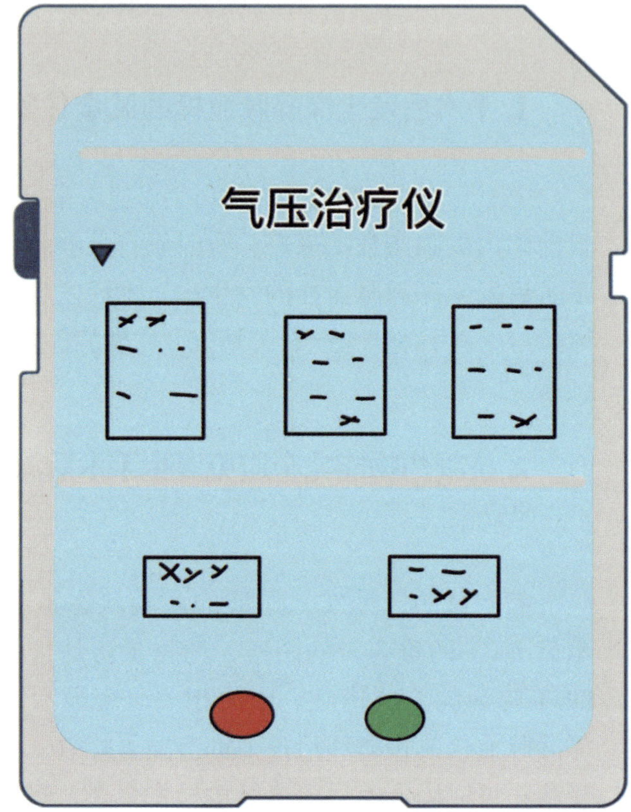

图 8-2　气压治疗仪图

第九章　专科篇

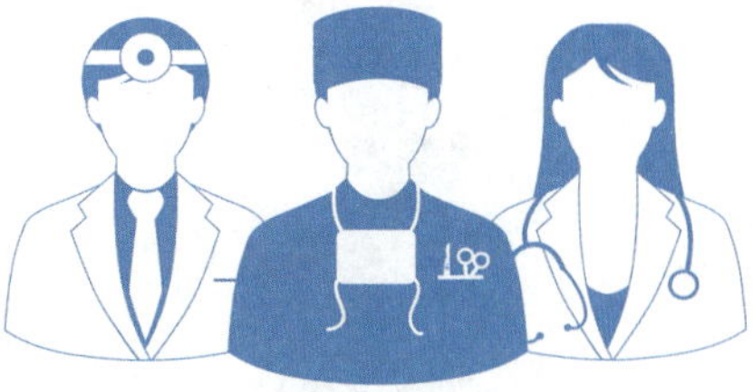

案例导入

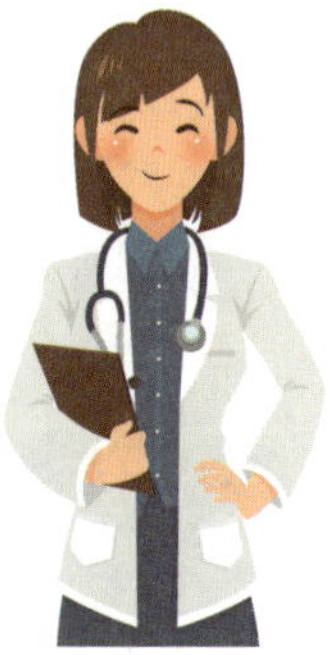

一、骨科与 DVT

王先生，60 岁，在步行时不慎摔倒，当即感觉左膝关节疼痛剧烈，活动受限，并见左膝关节外翻畸形。当时无昏迷，无头痛、头晕，无恶心呕吐，无胸闷气促，无腹痛，无大小便失禁等症状。后通过 120 接送至医院。急诊科医生给王先生行影像检查后以“左胫骨平台粉碎性骨折”收入骨科住院。

来到骨科病房后，医生对王先生说：“先生，我给你放置抬高枕帮你把下肢垫高起来，防止发生深静脉血栓。”

王先生：“医生，为什么要抬高下肢，能给我解释一下吗？”

医生：“简单来说，血管好比是下水管道，血栓好比是阻塞下水管道的废弃物或硬物，下水道部分阻塞会导致下水道上方膨胀，血栓阻塞血管亦是如此。如果将水管抬高，水管内水会快速往低处回流。血管内血液也是这个原理，肢体老是下垂，下肢的肿胀就不太容易消退。如果是平卧的时候，虽然可以消退，但是消退得比较慢，只有把下肢抬高处于斜坡状态，高于心脏水平 30° ~ 45° 的时候，自然放置，下肢血液会迅速回流至心脏，减轻水肿，减少血栓发生概率。”

王先生：“既然都是抬高，那为什么膝关节或小腿下不能单独垫枕呢？”

医生：“膝和小腿下不能长时间单独垫枕，是因为单独局部垫枕可导致局部静脉压迫，造成血液回流受阻，反而增加发生深静脉血栓的概率。”

王先生：“好的，听医生的。”

第二天医生来查房，发现王先生的腿已经放下来了。

医生："先生，你为啥把腿放下来了，不是叫你抬高吗，你放下来多久了啊？"

王先生："腿太不舒服了，昨晚一直睡不着觉，我就想着放下来可能会舒服点。"

医生："先生，你必须尽量多把腿抬高，并且要坚持做足背屈伸运动，如果肿胀持续不消或者消肿了又再次肿起来，要做 D- 二聚体检测和血管彩超，检查有血栓形成了，可能会推迟做手术。"

王先生："这可怎么办？医生，那我这条腿是不是保不住了？"

医生："先生你别担心，我先给你安排抗凝溶栓治疗，实在不行咱就放置下肢静脉滤器之后再进行手术，但是这后面你可千万要听我的安排，我现在再给你好好科普一下相关知识。"

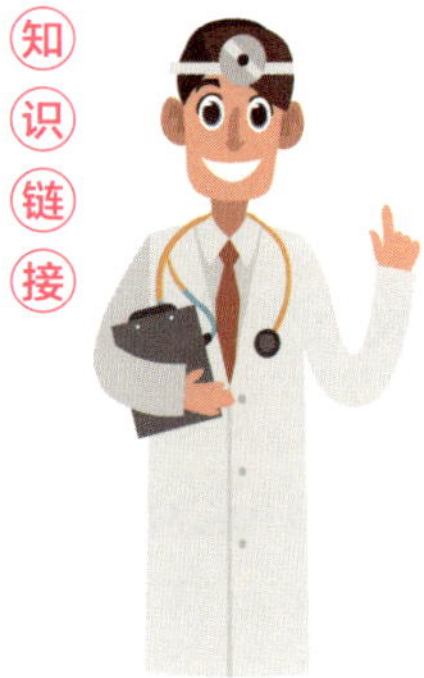

1. 下肢骨折患者，为什么健侧也要做气压治疗？

答：气压疗法的作用主要是促进下肢血液循环，因为患者下肢外伤及手术后需要长时间卧床，无法下地行走刺激肌肉收缩促进血液流动，会有形成静脉血栓的危险，作用于下肢的气体压力通过对气囊的反复充气和放气，模拟肌肉泵，使血液加速流动，从而降低静脉血栓的风险。

2. 当 D– 二聚体检测阳性时，为什么需要做血管彩超排查？

答：首先要说说 D- 二聚体的来源，D- 二聚体源于纤溶酶溶解的交联纤维蛋白凝块，其主要反映的是纤维蛋白的溶解功能。多种原因可以导致机体的 D- 二聚体水平升高，如血液高凝状态、静脉血栓形成、弥漫性血管内凝血、肺栓塞、脑梗死等，因此进行 D- 二聚体的检测对于某些疾病的预测有较高的参考价值。下肢骨折患者若 D- 二聚体水平明显升高或持续性上升，需进行血管彩超排查以排除静脉血栓形成。

3. 我是胫骨平台骨折的患者，为什么住院第二天就发生了血栓？

答：下肢深静脉血栓（DVT）的形成是由多种原因导致深静脉内血液异常凝集引起的，其公认原因包括血液高凝状态、静脉壁损伤和血流缓慢三要素。下肢骨折患者三要素同时存在:骨折后机体血液处于高凝状态,创伤直接导致静脉血管壁损伤,创伤后需要制动、卧床及可能发生出血性休克等均可导致静脉血流缓慢。因此,下肢骨折患者是发生下肢 DVT 的高危人群。下肢骨折的患者 24 小时内可发生下肢 DVT,而股骨干骨折、股骨粗隆下骨折、膝关节周围骨折的患者发生下肢 DVT 的时间可能更早。下肢骨折后,患者应及时住院治疗,临床医生应对下肢 DVT 及时防治,防止血栓发生引发的相关风险。

4. 下肢骨折患者手术前和手术后为什么需要做深静脉血栓的排查?

答:在骨折创伤出现时,便已经有下肢深静脉血栓风险的提升。在下肢骨折患者手术治疗前可采用常规深静脉彩超检查,因下肢骨折患者发生深静脉血栓的风险较高,手术前通过彩超筛查深静脉血栓有很大的必要性,若有血栓,需提前做好预防措施;手术后复查,便于指导患者功能锻炼及下地活动,防范发生血栓后活动导致肺栓塞风险。

5. 左侧下肢骨折患者,为什么需要做双侧下肢深静脉彩超排查?

答:静脉血栓形成指的是血液在深静脉系统异常地凝结,常发于双下肢,特别是手术及骨折以后发展为静脉血栓栓塞,包括深静脉血栓形成和肺栓塞,是十分常见的并发症。手术创伤会造成血小板发生改变,具有抗凝作用的因子明显减少,进而处于高凝状态,凝血激活过程当中就有可能发生血栓,加上术后患者以卧床休息为主,下肢活动有限,进一步促进血栓的发生。发生静脉血栓栓塞症(VTE)后,部分患者血栓形成的初期会出现患肢局部皮温升高、肿痛,后期血栓脱落,造成肺栓塞,引起胸闷、气促,甚至发生死亡事件。由于临床表现隐匿,VTE 常被忽视,而且术后下肢深静脉血栓给患者生命安全带来巨大的威胁,所以实施手术后双下肢血管彩超检查,可以及时发现下肢深静脉血栓的形成,帮助医生实施早期干预,将血栓风险降至最低,对预防致命性的肺栓塞起到至关重要的作用。

6. 医生要求患者抬高患肢，为什么膝关节或小腿下不能单独垫枕？

答： 膝和小腿下不能长时间单独垫枕，是因为单独局部垫枕可导致局部静脉压迫，造成血液回流受阻，从而增加发生深静脉血栓的概率。

7. 下腔静脉滤器置入是怎样做的呢？

答： 下腔静脉滤器的置入，可以选择彩超引导下或X线透视下进行。根据患者病情及滤器种类，可以选择穿刺股总静脉或者颈内静脉，穿刺后行下腔静脉造影，确定通过滤器边缘的尖刺或倒钩固定在下腔静脉上，滤器就置入成功了。

8. 对哪些患者不推荐使用气压治疗仪？

答： 对以下患者不推荐使用气压治疗仪：下肢深静脉血栓，血栓性静脉炎或肺栓塞；充血性心力衰竭、肺水肿；下肢局部情况异常，下肢血管严重硬化或其他缺血性血管病及下肢严重畸形；严重的下肢水肿等。

9. 发生了深静脉血栓，为什么会导致延期手术？

答： 深静脉血栓最大的风险是栓子脱落。如果血栓脱落堵塞了肺动脉的血管，就会造成肺动脉栓塞，会导致人猝死。下肢手术需要搬动牵拉扭转，更易导致血栓脱落诱发以上风险，所以需要治疗血栓后再手术，当然也可以先行放置下腔静脉滤器后再行下肢手术。

10. 使用华法林治疗深静脉血栓，应该注意些什么？

答： 请遵医嘱服药，切勿自行更改药量或停药，否则会影响凝血功能而增加血管栓塞或出血的风险；每日定时服药，并留意副作用的相关症状；请定期复诊并检测凝血功能，以确保华法林的剂量合适；服药期间不可擅自服用其他西药，因为很多西药如阿司匹林、巴比妥类药物会与华法林产生相互作用，影响其疗效；服药期间不可随意服用中药、中成药、药汤或含中药成分的食品（如龟苓膏），因为很多中药（如当归、人参、丹参等）会与华法林产生相互作用，影响其疗效；服药期间不可随意服用维生素或其他营养补充剂，因为这些药物可能含有维生素 K_1，而维生素 K_1 会降低华法林的疗效。此外，日常生活中，有很多食物富含维生素 K_1（如蔬菜、豆类、动物肝脏、海鲜及高蛋白食物），为避免影响华法林的药效，患者应合理调整膳食，避免摄入过多的此类食物；口服华法林可能对胎儿有不良影响，所以当有怀孕的计划或已怀孕时，必须立即将此情况告知医师或药师。华法林不随乳液分泌，哺乳期妇女可正常服用。（图 9-1）

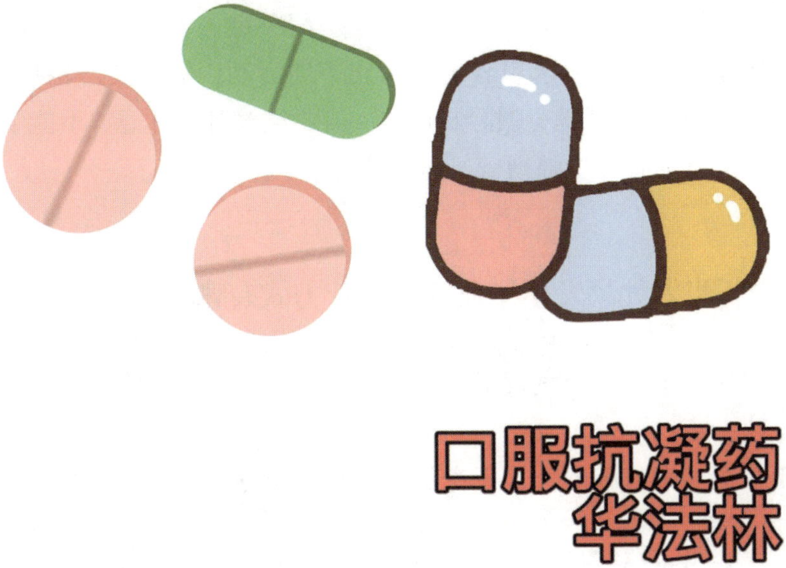

图 9-1　口服抗凝药图

11. 下肢骨折患者为什么需要进行患肢功能锻炼？会影响骨折恢复吗？

答：骨折后的功能锻炼作为骨折系统治疗的重要部分，至关重要。好的功能锻炼会使肢体的功能迅速恢复，加快骨折愈合速度。不好的功能锻炼会使肌肉、关节的功能严重滞后，甚至导致功能丧失。所以，骨折后做功能锻炼应该及早并且系统地进行。在骨折后的早期应该适当做肌肉的等张收缩，并且可以做不固定部位的功能锻炼，以促进骨折部位的功能保留和减少丧失。当骨折愈合一段时间后，根据骨折的愈合强度来逐渐加强肌肉和关节的功能锻炼，直至恢复正常。所以功能锻炼一定要在专科医师指导下进行，而且功能锻炼可以同步达到预防深静脉血栓的功效。

12. 骨折术后发生了血栓，还可以下地活动吗？

答：所有发生血栓后下地活动要根据病情决定，如果是小腿静脉血栓往往危害较小，不会严格要求患者绝对禁止下地活动，但是要严格抗凝药物治疗;如果是深静脉如股静脉、腘静脉血栓，需要绝对卧床休息，不能下地活动，避免血栓脱落诱发心梗、肺梗等，危及生命。

13. 骨折患者如果发生了血栓，治疗方式有哪些？

答：深静脉血栓一经发现应及早到正规医院进行早期治疗，其治疗方法有如下几种：

（1）抗凝：为基础治疗，无论深静脉血栓处于哪一阶段，抗凝治疗均非常重要。

（2）溶栓：若深静脉血栓的量较大，或已累及髂静脉或下腔静脉，需行溶栓处理。

（3）吸栓或取栓：使用特殊器械将血栓取出，费用较高。（图 9-2）

（4）弹力袜：适用于病情进入慢性期的情况。

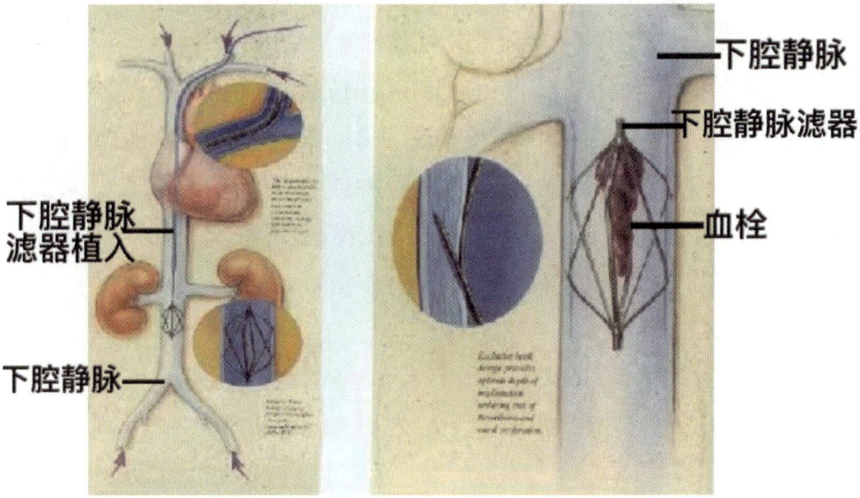

图 9-2　下腔静脉滤器捕捉大块血栓示意图

14. 血栓溶解后会有后遗症吗？会容易复发吗？该如何防范？

答：血栓溶解后少数会有后遗症。下肢静脉血栓是一种复发概率极高的病症，患者需要通过以下的方式来有效降低该病症的复发概率：

（1）戒烟：香烟中所含有的尼古丁会导致患者的血管受到异常的刺激，因此下肢深静脉血栓患者如果不注意及时戒烟，就很有可能再一次因为血栓的形成而受到疾病的危害。

（2）调整饮食：下肢静脉血栓患者在治疗期间以及治疗之后，都必须要对个人的日常饮食进行及时有效的调整，不仅要保证低脂，还要注意饮食的营养均衡，这样不仅可以预防下肢静脉血栓的复发，还可以有效提高自己的身体素质。

（3）减肥：身体的过度肥胖对于下肢静脉血栓来说是绝对不容忽视的一个高危因素，因为身体的肥胖会直接影响到血管的功能健康，导致血液因为血脂水平的上升而处于一种高凝的状态之中，最终导致下肢静脉血栓的发病以及反复发作，因此下肢静脉血栓患者一定要通过减肥的方式来降低体内脂肪的水平，这样不仅可以保证治疗的效果，还可以有效防止下肢静脉血栓的复发。

（4）合理运动：减少制动，增加规范运动。

15. 低分子肝素注射时为什么需要不断更替注射部位?

答: 皮下注射时，低分子肝素可在注射部位聚集，引起瘀斑、硬结、血肿、严重出血等并发症；避免在同一部位重复注射，2 个注射点的距离至少为 2cm 或一横指，以预防低分子肝素聚集产生血肿或皮下脂肪积聚产生硬结；建议有规律地轮换注射部位，以减少药物聚集，减轻疼痛，预防组织硬化，形成硬结。（图 9-3）

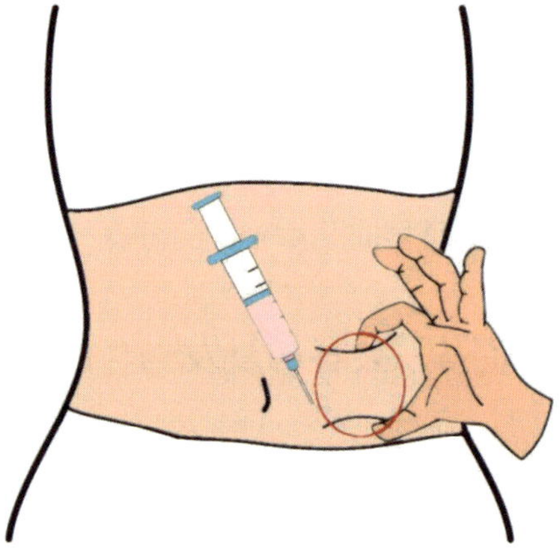

图 9-3　皮下注射部位图

16. 目前使用华法林，饮食上应该注意些什么? 哪些食物能减弱华法林药效? 哪些食物能增强华法林药效?

答: 食物当中的维生素 K 会降低华法林的药效，食物当中的水杨酸类、香豆素类物质会增强华法林的药效，在饮食上要注意保持进食一贯性和均衡性。

以下食物减弱华法林药效：富含维生素 K 的食物，其中绿叶蔬菜含量最高，如香菜、菠菜、生菜、西兰花等;另外，动物肝脏、蛋黄、鱼肝油、绿茶、海藻类、鳄梨、豆奶、大豆油等也富含维生素 K_1。

以下食物增强华法林药效：芒果、木瓜、葡萄柚、大蒜、生姜、洋葱、茴香等。

17. 骨科患者如何进行深静脉血栓（DVT）的防范?

答：使用 Caprini 评分表对手术患者进行 DVT 风险评估，根据评估分值采取针对性防范措施。

Caprini 评分 1 ~ 2 分，VTE 风险为低度，建议应用物理预防；

Caprini 评分 3 ~ 4 分，VTE 风险为中度，建议应用药物预防或物理预防；

Caprini 评分≥ 5 分，VTE 风险为高度，推荐应用药物预防，或建议药物预防联合物理预防。

骨科患者 VTE 预防措施：

（1）基本预防：

①手术操作尽量轻柔、精细，避免静脉内膜损伤；

②规范使用止血带；

③需抬高下肢，防止深静脉回流障碍；

④进行相关知识宣教：鼓励患者勤翻身、早期进行功能锻炼、主动和被动活动、做深呼吸和有效咳嗽；

⑤术中和术后适度补液，多饮水，避免脱水；

⑥告知患者改善生活方式，如戒烟、戒酒、控制血糖及血脂、血压等。

（2）物理预防：

①足底静脉泵、间歇充气加压装置及梯度压力弹力袜等物理预防措施只适用于低度风险患者，或中度出血风险患者；

②其他患者建议与药物预防联合运用；

③高出血风险患者在风险降低后，仍建议与药物预防联合运用；

④对于患侧肢体无法或不宜采用物理预防措施的患者，可在对侧肢体实施物理预防。

（3）药物预防：由医生根据患者病情综合评估是否同步实施。

案例导入

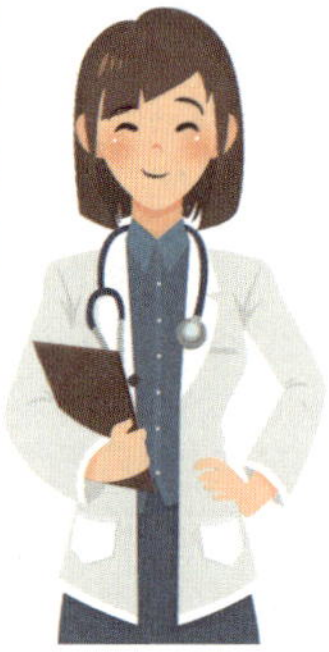

二、肿瘤与DVT

李先生，70岁，单位体检时发现肺部阴影后确诊肺癌入住肿瘤科，因李先生血管条件较差，护士为其在左上肢置入PICC导管，2天出现左上肢疼痛及肿胀。

李先生："高医生，我平时不抽烟，也注意散步、打太极、跑步加强锻炼，为什么还会得肺癌？"

高医生："肺癌的发病原因有很多哦，除了吸烟，还与大气污染、吸二手烟及长期患有慢性支气管炎、肺结核等有关。"

李先生："这样啊，前天护士给我在左手置入了PICC导管，结果今天手肿成这样，又红又痛，是不是打错地方了啊？早知道，我就不打这个PICC管了。"

高医生："你血管条件不太好，每天要打化疗药物，化疗药物容易损伤血管，置入PICC导管有利于保护血管，适合长期输液呢！你手肿是因为并发了上肢深静脉血栓，你别担心，我们会帮你处理好的，这个血栓是肿瘤的重要并发症之一，发生率为4% ~ 20%，因肿瘤患者存在很多血栓的高危险因素，譬如有凝血机制异常、应用化疗可引起血管内皮细胞的毒性反应及损伤等，下面我给你来答疑解惑哈。"

知识链接

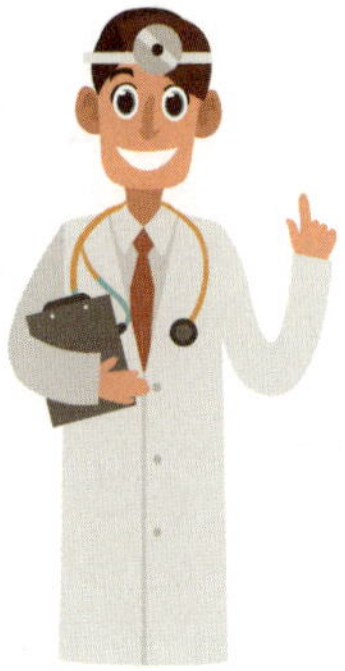

1. 什么是肿瘤相关静脉血栓栓塞症?

答: 肿瘤相关静脉血栓栓塞症指恶性肿瘤患者合并静脉血栓栓塞症，发病率为 4% ~ 20%，肿瘤患者静脉血栓栓塞症的发生率比非肿瘤患者高 4 ~ 7 倍，且呈逐年上升趋势，主要包括深静脉血栓栓塞症和肺血栓栓塞症等。（图 9-4）

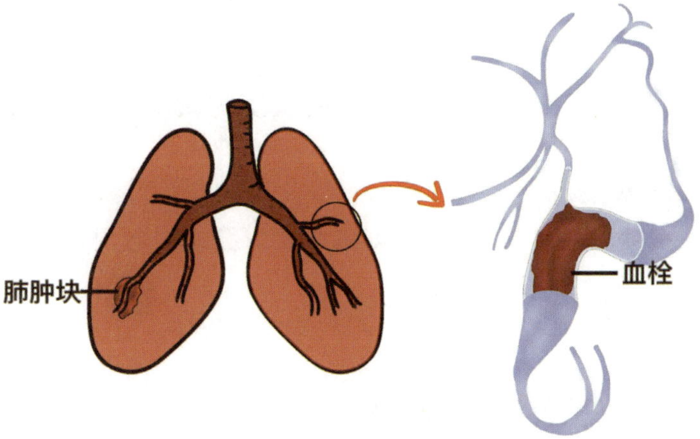

图 9-4　肺癌合并肺血栓图

2. 肺癌患者为什么要预防血栓?

静脉血栓栓塞症是肿瘤的重要并发症之一，发生率为 4% ~ 20%，也是导致肿瘤患者死亡的原因之一。肿瘤患者发生下肢深静脉和肺栓塞的风险比非肿瘤患者高数倍。住院和接受积极治疗的肿瘤患者是静脉血栓栓塞症发生的高危人群。国外循证医学研究发现，肿瘤患者伴血栓形成风险升高 4.1 倍，而化疗则升高 6.5 倍。在所有静脉血栓栓塞症患者中，肿瘤患者占 20%，其中接受化疗的患者约占所有静脉血栓栓塞症患者的 13%。静脉血栓栓塞症是癌症患者死亡的第二大病因，并且发生血栓栓塞的癌症患者的总体病死率增高。

3. 肺癌患者非药物干预预防静脉血栓栓塞症包括哪些?

答：非药物干预方面，肿瘤相关静脉血栓栓塞症的非药物性干预主要包括下腔静脉滤过器、医用弹力袜和间歇气动压缩装置。下腔静脉滤过器置入不作常规预防，建议在患者存在抗凝治疗绝对禁忌证时才可安置下腔静脉滤过器，并尽早摘除。

4. 肿瘤患者置管后为什么会发生静脉导管置入后血栓?

答：肿瘤患者肿瘤细胞常释放促凝因子，导致血液呈高凝状态。在使用化疗药物过程中，化疗药物刺激血管内膜，引起局部血管内皮的损伤，这些都会易于血栓形成。

5. 肺癌患者置入 PICC 后如何预防血栓?

答：PICC 在肿瘤患者化疗中得到广泛的应用，患者 PICC 置管后为了促进血液循环，置管侧手臂做握拳伸展等柔和的运动可以有效地预防静脉血栓。具体操作是：

（1）手指弹钢琴运动：置管后第一天指导患者开展手指训练，包括屈曲与伸展五指。

（2）握拳运动：置管后第二天开展握拳训练，即利用握力球完成握拳训练。

（3）旋腕训练：置管后第三天增加旋腕训练，即由外至内内旋腕。

（4）抬肢训练：置管后第四天增加抬肢训练，缓慢上举上肢，保持 10 s 后放下。

（5）微波热疗：通过微波设备对患者置管肢体进行热疗，保持皮肤与探头距离在 2 ~ 5 cm，透入深度为 3 ~ 4 cm，功率 20 ~ 30 W，温度 40 ℃左右，20 min/ 次。

6. 肺癌患者置入 PICC 后血栓的检查是怎样做的？后续注意事项有哪些？

答：当患者置管侧肢体有发红、肿胀现象，且手指活动受限，导管部位或邻近部位有触痛，肢体下垂时症状加重，运用多普勒超声系统检查可见置管肢体静脉系统回声团块，未见明显血流信号且用探头挤压静脉管腔不塌陷，表明患者静脉中已产生血栓。如出现血栓，后续应注意：

（1）暂停使用导管，患者及家属了解当前情况。

（2）遵医嘱应用抗凝药物（低分子肝素钠）并观察患者是否存在便血、血尿、皮肤出血点、牙龈出血等情况，若出现以上情况及时记录出血时间并告知医生停止抗凝药物的使用。

（3）患者置管侧肢体制动 1 ~ 2 周，其间抬高患肢 20 度，并禁止对置管侧肢体进行局部热敷和按摩。

（4）保持大小便通畅，避免剧烈咳嗽、便秘等增加胸腔压力的活动，加强对尿道狭窄、前列腺增生肥大患者的排尿指导，以免发生血栓脱落。

（5）密切观察患者患肢颜色、温度、肿胀程度和患者凝血功能。如患者病情突然加重，出现休克、胸痛、呼吸困难和咳血等情况时立即上报。

7. 肺癌患者发生血栓的危险因素有哪些？

答：（1）恶性肿瘤本身即为 VTE（静脉血栓栓塞症）的重要高危因素。恶性肿瘤细胞及其产物与宿主细胞相互作用产生凝血因子，使血液处于高凝状态，引起机体防御血栓形成的功能减低。

（2）恶性肿瘤患者多有凝血机制异常，表现为纤维蛋白原降解产物（FDP）增高、血小板增多、血小板聚集功能亢进、纤维蛋白溶解低下和高纤维蛋白原（FIB）血症等。肿瘤患者发生静脉血栓栓塞症的风险较非肿瘤患者至少增加 4 ~ 6 倍，并导致其存活率显著下降。若无有效的预防措施，因肿瘤而行外科手术的患者中，DVT 和近端 DVT 的发生率分别高达 40% ~ 80% 和 10% ~ 20%。而肿瘤大手术患者中 PE 的发生率为 4% ~ 10%，致命性 PE 的发生率为 1% ~ 5%。

（3）恶性肿瘤患者如应用化疗可引起血管内皮细胞的毒性反应及损伤，某些化疗药物如环磷酰胺、甲氨蝶呤、丝裂霉素等可使 PC 缺乏，AT Ⅲ减少；而某些抗血管生成抑制治疗，如贝伐单抗、沙利度胺、来那度胺、恩度的静脉血栓栓塞症发病率升高。

（4）肿瘤压迫血管腔、患者长期卧床等因素也可以促使血栓形成。

8. 肿瘤患者怎样有效预防血栓?

答: 长期卧床并伴有急性内科并发症的住院癌症患者、接受化疗的住院癌症患者、中、高风险的活动性肿瘤患者及没有 VTE 禁忌证的住院癌症患者均进行 VTE 预防，不推介低风险患者、门诊非卧床抗肿瘤治疗患者、浅表性静脉炎患者、无 VTE 病史接受辅助激素治疗患者、常规使用初级预防、接化疗的晚期肿瘤患者（高危者除外）和患有心血管病的肿瘤者进行常规预防。药物预防主要推荐低分子肝素、肝素或戊聚糖类药物，血小板计数 $<50\times10^9/L$ 是药物预防的相对禁忌证。

9. 肿瘤患者在哪些情况下不能进行机械性预防血栓?

答: 机械预防是采用各种辅助装置和器械，促进下肢的静脉回流，以减少静脉血栓发生的方法。常用的方法包括逐级加压袜、间歇充气加压装置和足底加压泵。如外周动脉疾病、开放性伤口、充血性心力衰竭、急性浅表静脉或下肢深静脉血栓等不能进行机械性预防血栓，可能加重心脏负担或是开放性伤口难以愈合等。

10. 肿瘤患者哪些情况下需要使用抗凝药物治疗?

答: 对于无抗凝治疗禁忌的所有肿瘤住院患者（或临床疑似肿瘤患者），若患者的活动量不足以减少静脉血栓栓塞症的危险（例如卧床）或属于静脉血栓栓塞症高危患者，则应进行预防性抗凝治疗。抗凝治疗应贯穿整个住院期间。

11. 肿瘤患者合并浅表血栓性静脉炎应如何治疗?

答: 肿瘤患者合并浅表血栓性静脉炎的治疗推荐使用消炎药、热敷及抬高患肢作为初期治疗。对于血小板计数小于 20000 ~ 50000/μL 或严重血小板功能障碍的患者，应避免使用阿司匹林和非甾体抗炎药（NSAID）。抗炎药物只推荐用于浅表性血栓性静脉炎的对症治疗，而不作为深静脉血栓形成的预防性治疗。对于简单的、自限性浅表血栓性静脉炎，不建议预防性抗凝治疗。对于症状恶化的浅表血栓性静脉炎患者或累及邻近大隐静脉与股总静脉交界处大隐静脉近心端的患者，应考虑抗凝治疗（如：至少 4 周静脉注射普通肝素或低分子肝素）。静脉用药紧急治疗后可以选择过渡到华法林治疗（INR2 ~ 3）。

案例导入

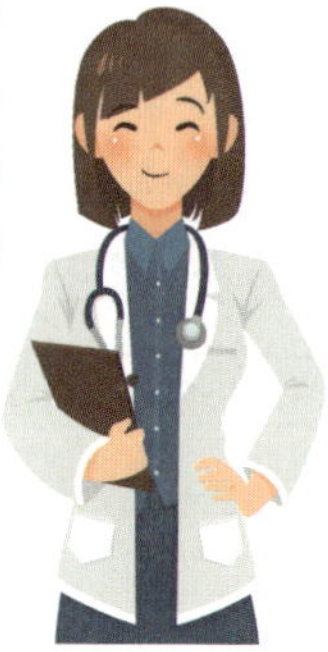

三、神经外科与 DVT

黄先生，68 岁，因独自在家中未监测血压及未按时口服降血压药物导致脑出血，家人发现时黄先生已经昏迷，立马送往医院。经医生诊断需行紧急手术，术后，遵医嘱预防静脉血栓，气压治疗一天两次，防血栓药物一天一次皮下注射，护士根据医生的医嘱来到床旁为患者黄先生进行治疗。

家属看到护士手里又是拿着下肢垫，又是推着不知道是什么的笨重仪器，非常疑惑地问护士："你们这上了这么多家伙，是为什么呀？就不能让患者好好的，不遭这么多罪吗？"

护士看着家属情绪这么激动，立即亲切地解释道："大家好，你们先别着急，听我解释。黄先生年龄大，这次脑出血又行了紧急手术，是静脉血栓的高危人群。"

家属疑惑地问："静脉血栓是什么？和脑出血有什么关系吗？"

护士："老年人血液较黏稠，血流缓慢且血管弹性较差，脑出血患者血液又很容易凝固，就像啊，番茄酱和水作比较，水的流动性强，流得快，很通畅，但是番茄酱很浓稠，它的流动性差，流得慢，很容易流不动了，当血管里的血流不动了就容易发生堵塞形成血栓。加上黄先生刚刚做完手术需要卧床休息，长期卧床不活动，血液更加流得缓慢啦，所以呀，黄先生很容易并发静脉血栓，我们一定要做好各项预防措施。"

家属："那我爸爸一直躺在床上，人又是昏迷的，没有办法呀！"

护士："所以啊，我现在拿着这些东西过来，告诉你们怎么做，能有效预防发生静脉血栓啊，你们听我慢慢说。"

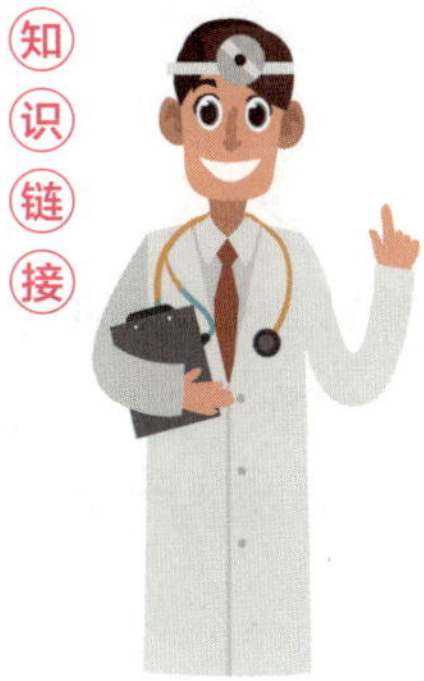

1. 神经外科脑出血术后患者为什么会并发深静脉血栓?

答: 脑出血是神经外科常见的一种脑血管疾病，多数患者病情较严重，主要通过手术治疗。下肢深静脉血栓（DVT）的形成主要与手术、外伤及长期卧床等因素相关，是脑出血术后最严重的并发症，还可能会出现致死性的肺栓塞，这也是外科手术中非常严重的并发症。（图 9-5）

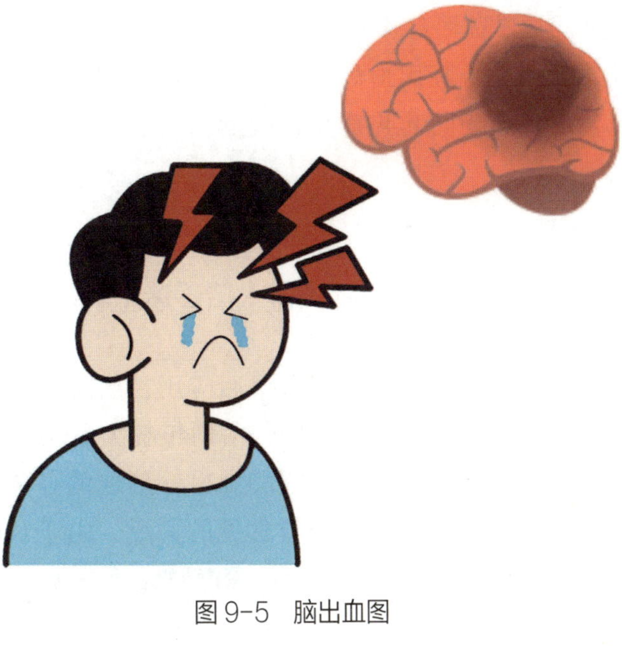

图 9-5　脑出血图

2. 不同疾病类型神经外科患者深静脉血栓的发生率有何不同？

答：深静脉血栓是神经外科住院患者致残和致死的主要原因之一，及时找到深静脉血栓形成的高危因素，可为深静脉血栓早期预防及针对性干预提供依据。神经外科不同疾病类型分为颅脑创伤、颅脑肿瘤和脑出血，颅脑创伤患者深静脉血栓发生率为18%，颅脑肿瘤患者深静脉血栓发生率为16%，脑出血患者深静脉血栓发生率为25%。

3. 为什么脑出血患者深静脉血栓发生率高？

答：脑出血患者，蛛网膜下腔出血患者血液容易凝固，在疾病急性发作治疗期间通常需卧床4～6周，而长期卧床是深静脉血栓发生的危险因素之一。另外，蛛网膜下腔出血患者疾病急性期管理既要预防再出血，又要预防深静脉血栓发生。为防止再次出血引起的死亡，患者抗凝药物使用的最佳时机可能会被延误。

4. 为什么神经外科脑出血术后昏迷患者深静脉血栓形成的风险更高？

答：神经外科脑出血患者术后应用甘露醇等药物和术后感染与深静脉血栓形成有关。发生深静脉血栓的平均年龄为58.4岁，老年人血液更黏稠，血流缓慢且血管弹性较差，是深静脉血栓形成的高危人群。昏迷、肢体活动障碍及瘫痪是神经外科手术患者常见的情况，由于长时间卧床，肢体活动明显减少，导致血流缓慢，也可加速深静脉血栓发生。

5. 神经外科脑出血患者术后药物预防深静脉血栓是否安全？

答：药物预防静脉血栓栓塞症安全有效。使用普通肝素预防与没有药物预防相比，可使肺栓塞的发生率大幅降低，药物预防降低了症状性深静脉血栓和肺栓塞的风险，而且对血肿扩大和死亡率没有影响。低分子量肝素是功能与普通肝素相似却更优于肝素的创新药物，既保留了普通肝素的抗血栓作用同时又降低了出血的危险。由于其各种优点，广泛应用于血栓栓塞性疾病的预防及治疗，具有较好的实用和安全性。

6. 空气波压力泵对神外脑出血术后昏迷患者预防深静脉血栓是否有效果?

答: 空气波压力泵治疗是间歇地利用压力泵的工作原理，使血液更顺畅地向心脏方向流动，提高血液流动速度，避免静脉结构受损，同时其工作原理能按摩血管、肌肉，使血管、肌肉能高效活动，有利于血液循环，加速新陈代谢，改善肢体水肿。血流速度的加快表明血液黏稠度的降低，阻断了深静脉血栓形成的因素，因此术后早期应用空气波压力泵治疗系统有助于预防深静脉血栓。

7. 梯度压力压力弹力袜对神经外科脑出血术后昏迷患者预防深静脉血栓的效果如何?

答: 静脉血栓的预防措施主要有药物和物理预防，其中物理预防的静脉血栓发生率低于药物预防。弹力袜是临床常用的一种物理预防手段，较适用于昏迷及 72 h 以上无法自主活动、脑肿瘤、脑卒中等有静脉血栓形成风险的患者，特别是一些不能使用药物预防的患者。弹力袜主要包括连腰弹力袜、过膝弹力袜、膝下弹力袜,其中后两种使用率较高。使用弹力袜能够加速血流，改善下肢皮肤温度。弹力袜能对深静脉和浅静脉进行挤压，提升静脉血流速度并加速血液回流至心脏，预防静脉阻塞，对静脉血管起保护作用。还可以更好地促进血液不轻易凝固，预防血凝块。此外弹力袜还能够和小腿肌肉产生协同作用，当患者抬腿时能够减少小腿肌肉疲惫，加速血液循环，而弹力袜通过上下不同的压力对静脉血液回流起促进作用，有效预防下肢深静脉血栓的形成。

8. 神经外科脑出血术后昏迷患者深静脉血栓预防综合护理措施怎么做?

答: 神经外科脑出血术后昏迷患者需着重预防深静脉血栓的形成，故而综合性的护理干预措施尤为重要。

（1）基础预防：早期下床活动是预防下肢深静脉血栓形成的最有效措施，如不能下床活动的患者需按摩肢体，尤其是下肢小腿处肌肉；监测患者体温、心率、呼吸及血氧饱和度等指标；定期检测血液指标，定期进行血管彩超；在小腿、膝关节上下 10 厘米，测量腿围，定期检查患侧肢体的皮肤颜色有无变化；避免血管反复穿刺，避免高浓度药液刺激；要求患者忌烟忌酒，控制血糖、血脂。

（2）物理预防：包括穿静脉曲张弹力袜及空气波加压治疗，有文献报道弹力袜使神经外科深静脉血栓发生率下降 79%，肺栓塞下降 43%。

（3）药物预防：低分子肝素钠是临床最常用的预防深静脉血栓发生的药物，已有多项研究证实其有效性。

9. 神经外科脑出血患者发生深静脉血栓怎么处理?

答: 发现血栓形成后的 10 ~ 14 天内，督促患者绝对卧床休息，避免过度运动，禁止热敷、按摩，防止血栓脱落引发脏器栓塞，患肢抬高高于心脏平面 20 ~ 30 厘米，促进血液回流，缓解水肿。卧床并非患肢绝对不动，踝关节和趾关节的缓慢屈伸运动仍可以进行。发现剧烈咳嗽、呼吸困难及血压下降症状时，立即通知医生，嘱患者平卧，给予吸氧，严密监测患者的下肢周径、皮肤温度及肢端动脉搏动情况，患者疼痛较为剧烈，建议给予镇痛类药物止痛，提高患者的舒适度。观察有无牙龈出血、皮肤突然出现的青紫瘀斑痕、吸痰时血丝增多，及时追踪患者的血小板计数及凝血酶原时间，由医师调整抗凝及溶栓药物的使用剂量。神经外科患者术后进行抗凝及溶栓治疗，容易导致创面出血及颅内血肿等并发症发生，因此一定要关注患者瞳孔的变化。

案例导入

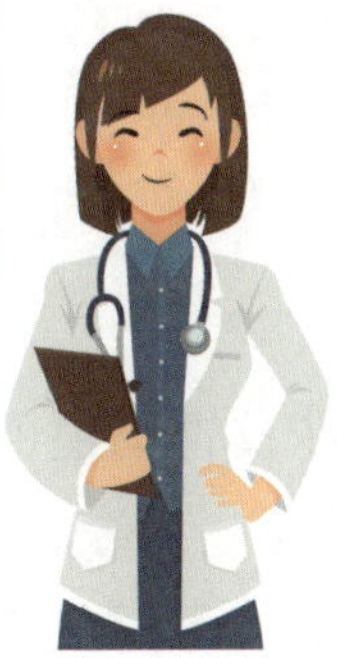

四、消化内科与 DVT

马女士，56 岁因反复腹泻 1 年余，腹痛 1 月入院，马女士在家卧床一个月，活动少，患者诉左小腿肿胀、疼痛。入院诊断：克罗恩病合并消化道出血。入院后经过一系列检查，患者下肢彩超显示左下肢深静脉血栓形成，医生对马女士说："阿姨，由于你长期拉肚子、便血，吃东西、喝水少，血液黏稠，又身体虚弱缺乏活动，你左小腿肿胀、疼痛是有血栓形成了。"

马女士："李医生，你说的这个血栓是什么啊？我本来就拉肚子，这个严不严重啊？我还能做肠镜吗？"

李医生："阿姨，你别着急，这个血栓就是你的血管被血凝块堵住了。下面我来给你普及炎症性肠病常见的血栓相关问题，希望能减轻你的焦虑。"

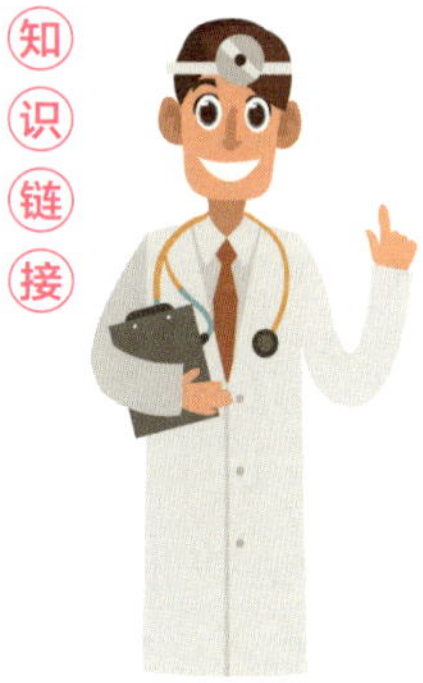

1. 什么是炎症性肠病?

答: 炎症性肠病（IBD）是一种主要涉及胃肠道的慢性非特异性炎症性疾病，原因是胃肠道黏膜“无缘无故”地发生炎症。炎症可能位于胃肠道的一部分，最常见在结肠，也可能出现在消化道的任何部分，从口腔到肛门。结肠的炎症性肠病包括两种常见类型，分别叫做克罗恩病（CD）和溃疡性结肠炎（UC）。还有一小部分患者呈现出克罗恩病和溃疡性结肠炎的双重特征，难以区分为克罗恩病或溃疡性结肠炎，这种我们称之为未定型结肠炎。（图9-6）

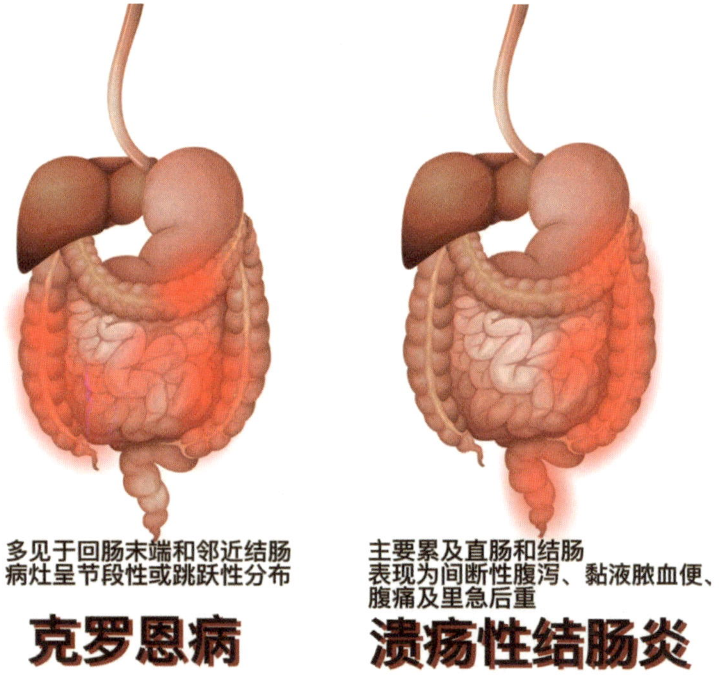

图 9-6　炎症性肠病示意图

2. 静脉血栓的发生与炎症性肠病有关吗?

答: 静脉血栓形成的主要原因是静脉血管内膜损伤、静脉血流缓慢、血液高凝状态。由于炎症性肠病是胃肠道的慢性炎症性疾病，炎症的存在会引起血液呈高凝状态和发炎肠黏膜局部血管内微血栓，同时血栓形成中的物质也可引起炎症，它们两者相互促进形成恶性循环，严重影响疾病的进展和治疗效果。炎症性肠病患者腹泻的发生、饮食及饮水的减少会使静脉血流缓慢。因此炎症性肠病患者发生血栓的风险高于普通人群。

3. 炎症性肠病患者发生静脉血栓的危险因素有哪些?

答: 常见的危险因素包括由于长时间不活动或因疾病长期住院而导致的血流减少、血流缓慢（尤其是在老年人群中）。炎症性肠病患者因疾病原因导致活动性炎症活动、广泛肠道炎症病变、糖皮质激素的使用等均为静脉血栓发生的高危因素，因此炎症性肠病中、重度疾病活动是发生血栓的重要危险因素。此外，吸烟、感染、静脉血栓既往史、长期卧床、置入中央导管、脱水、维生素缺乏等均有增加炎症性肠病合并静脉血栓的风险。（图 9-7、图 9-8）

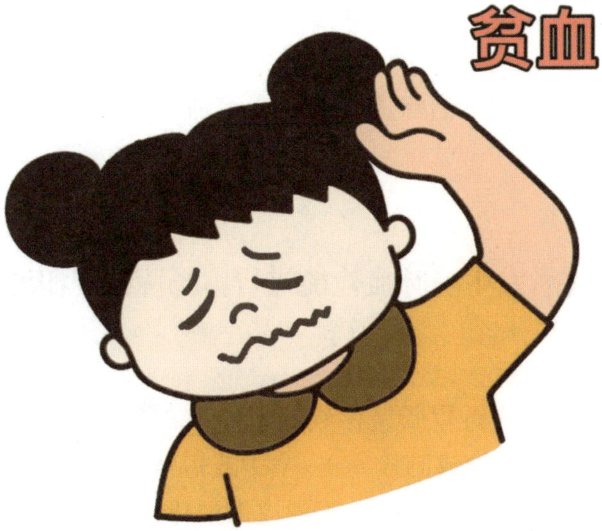

图 9-7 贫血图

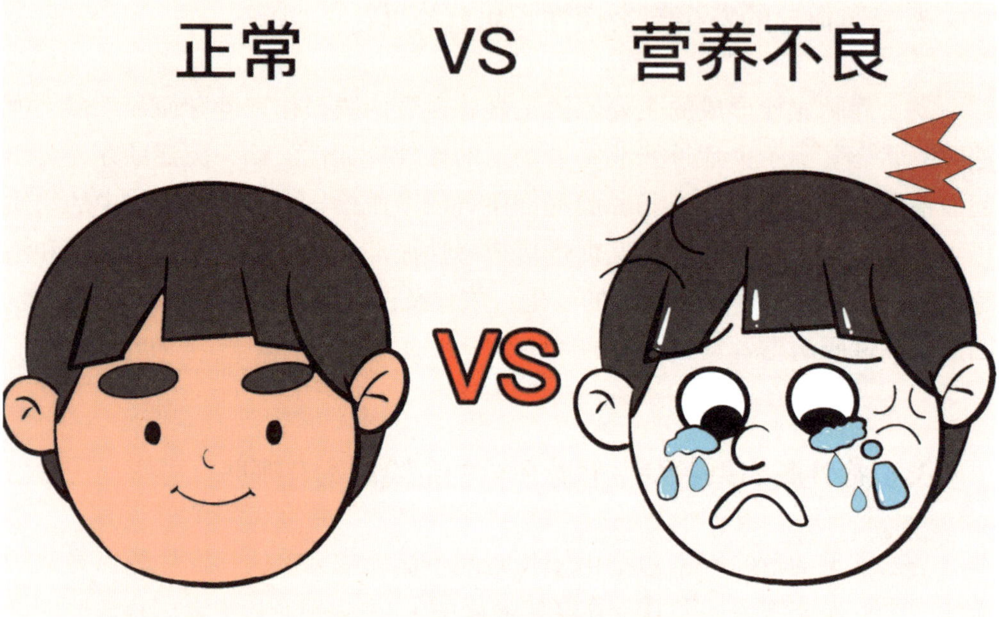

图 9-8　营养正常与营养不良对比图

4. 炎症性肠病患者出现静脉血栓怎么办?

答: 炎症性肠病患者出现静脉血栓如果没有合并消化道出血症状，就需要遵医嘱标准治疗血栓，包括使用低分子肝素、低剂量普通肝素等药物。如果合并消化道出血，则先积极治疗原发疾病，等消化道出血停止后，再积极抗血栓治疗。

5. 炎症性肠病患者发生静脉血栓能进行胃肠镜检查和消化道内镜手术吗?

答: 一般情况下是能进行胃肠镜检查的。如果 3 个月内发生急性静脉血栓栓塞（包括下肢深静脉血栓或肺栓塞）、卒中或短暂性脑缺血发作、急性冠脉综合征事件发生后 3 个月内，则暂时不建议做消化道内镜手术。

6. 炎症性肠病如何预防静脉血栓的形成?

答: 首先，积极地控制炎症性肠病疾病活动度，长期使疾病处于稳定状态，诱导疾病缓解，是预防血栓形成的关键。其次，需要形成健康的生活习惯，如戒烟限酒、清淡饮食、适当运动、多饮水、规律服药、按时复查。对于住院炎症性肠病患者可以预防性抗凝治疗，主要包括药物预防和机械预防。可以使用间歇充气加压泵、弹力袜和足底静脉泵等机械预防来促进下肢静脉回流。药物预防有低分子肝素、普通肝素等。(图 9-9)

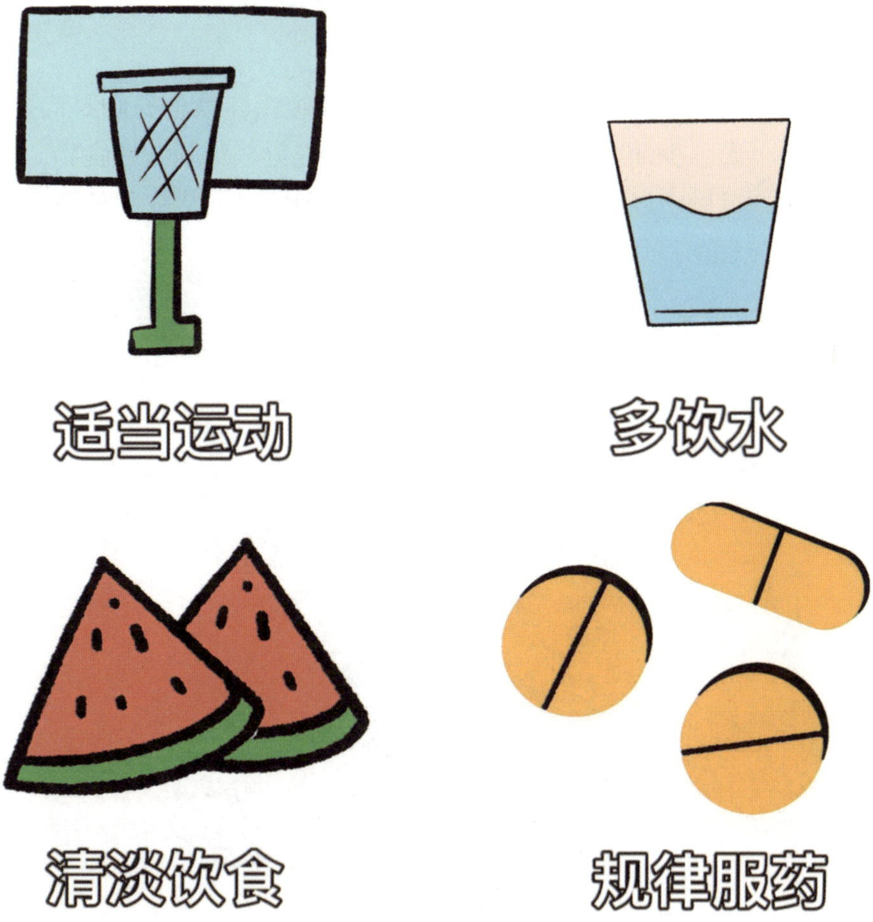

图 9-9　健康生活方式图

7. 抗凝药物预防血栓会不会增加炎症性肠病相关胃肠道出血的风险？

答：出血是抗凝药物常见的不良反应，一般都为非大出血，医生已有较丰富的处理经验。抗凝药物预防血栓不会增加炎症性相关胃肠道出血的风险，即使住院期间出现了疾病相关的胃肠道出血，除非出血严重，仍然应该坚持预防性抗凝治疗。

8. 炎症性肠病患者日常饮食如何选择？

答：炎症性肠病患者主要临床症状是腹痛和腹泻，饮食原则是高热量、高蛋白、高维生素、少油少渣，注意少量多餐，避免辛辣刺激性食物。疾病严重者应禁食，可以予以静脉营养支持使肠道得到休息，待症状好转后，逐渐过渡到流质、无渣、少渣或少渣半流质等饮食。

案例导入

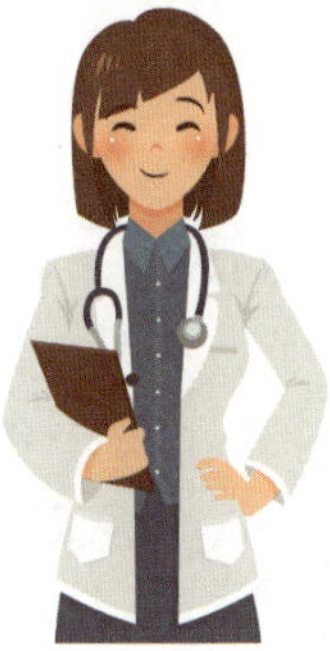

五、胸外科与 DVT

张女士，55 岁，因体检发现肺部结节入住胸外科病房。住院时张女士心情惆怅，整日躺在床上茶饭不思。梁医生见状，来到张女士床旁对她说：“阿姨，你可不能天天这样躺着，小心下肢长血栓呢！”

张女士：“我平时没啥问题，天天运动呢，不会的。”

梁医生：“你现在天天躺着，接下来又要进行肺部手术，有很大风险长血栓哦。”

张女士：“啊，做个手术也会长血栓啊？我不是做了肺的手术吗？怎么腿会长血栓？”

梁医生：“对啊，我们胸科手术也是长血栓的危险因素，而且你本身类风湿因子有问题，也是发生血栓的危险因素，所以你在术前就要做好预防措施。”

张女士：“梁医生，你可不能吓我，我这个要咋预防，你赶紧跟我说说，还有我这万一长了，会有啥问题啊，这东西会不会很危险啊？”

面对张女士的一系列问题，梁医生回答道：“你先别急，我一一为你解答，你现在耐心听哦。”

知识链接

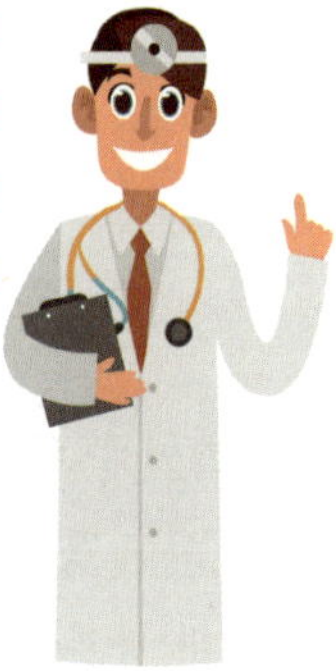

1. 胸外科手术为什么要预防深静脉血栓?

答:（1）胸外科手术术前需要进行麻醉、本身手术的创伤比较大、手术时间通常需要 2 ～ 5 个小时、手术后卧床时间久，这些都增加了血栓的形成概率。

（2）手术中会有失血的情况及血管壁损伤，这些都会激活体内的凝血系统，增加了深静脉血栓发生的可能性。

（3）术中如果大量使用止血药物可激活凝血机制。

（4）术后血肿压迫、损伤和伤口感染等多种因素可导致微血管损伤，使静脉压力和流速下降，血管腔狭窄，进一步激活凝血机制，促进血栓形成。

（5）由于麻醉引起的肢体低灌注、静脉血流缓慢也是引起下肢 DVT 的高危因素。

（6）手术与全身麻醉时间较长，手术过程中对患侧肺动脉的牵拉损伤，也会影响术后 DVT 的发生。

（7）静脉输液穿刺时损伤血管及一些药物对血管内膜刺激，可造成静脉内膜受损，血管内膜的通透性增加，可使药液渗漏到血管间隙，发生静脉炎，尤其当在下肢进行静脉输液时发生率更高，从而形成血栓，引起肺栓塞。（图 9-10）

2. 胸外科深静脉血栓的风险因素有哪些?

答: 胸外科深静脉血栓的风险因素有以下几点：

（1）手术前 8 小时需不吃东西，6 小时不喝水，缺水可引起血液高凝状态和血小板黏聚能力增强。

（2）手术中麻醉可导致周围静脉扩张、静脉流速减慢，

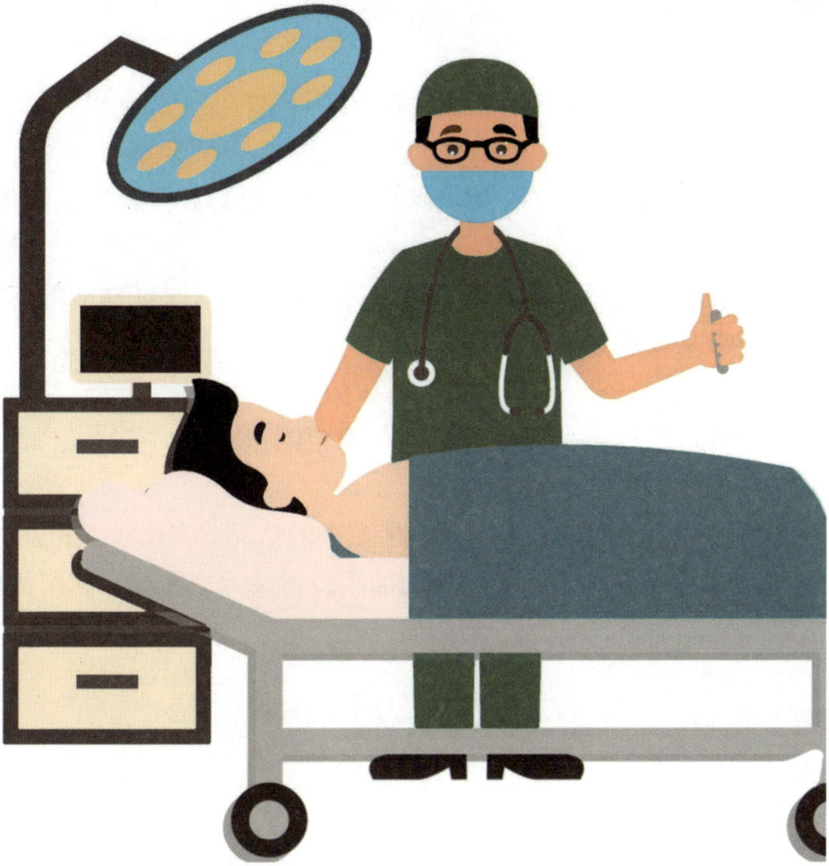

图 9-10　外科手术图

下肢肌肉完全麻痹，失去收缩功能，而手术也可造成血管内壁损伤。

（3）术后卧床下肢肌肉处于松弛状态，使血液瘀滞，容易形成血栓，或使用止血药止血，使血液呈高凝状态。

（4）患者自身因素，如高龄、肥胖、吸烟等情况。

（5）疾病因素：癌症、既往 VTE 史、下肢静脉曲张、自身免疫性疾病等。

3. 胸外科患者围术期怎么预防深静脉血栓？

答：胸外科围术期应该做到以下预防措施：

术前：

（1）建议患者改善生活方式，如戒烟、戒酒、控制血糖及控制血脂等，下肢可穿梯度压力弹力袜。

（2）常规进行静脉血栓知识宣教，鼓励患者勤翻身、早期功能锻炼、下床活动、做深呼吸及咳嗽动作。

术中：

（1）手术操作尽量轻柔、精细，避免静脉内膜损伤。

（2）规范使用止血带。

（3）术中和术后适度补液，术后在病情允许的情况下多饮水，避免脱水。

（4）术中使用足底静脉泵或间歇充气加压装置及弹力袜等，利用机械原理促使下肢静脉血流加速，减少血液滞留。

术后：

（1）术后加强保暖，保暖可促进血液回流。

（2）术后抬高患肢，防止深静脉回流障碍。

（3）股静脉置管的 DVT 发生率较锁骨下静脉置管患者明显增加，因此建议应尽量选择锁骨下静脉置管，机械通气时间的延长与 DVT 的发生有明显的相关性，应尽量缩短置管时间。

（4）继续使用足底静脉泵、间歇充气加压装置及床上器械运动等。

（5）适当饮水、补液等。

（6）术后加强静脉通路的管理，避免下肢输液、避免在同一部位反复穿刺、尽早拔除深静脉。

（7）术后早期下床活动，可首先由躺位转为坐位，由坐床上转为坐床边，由坐床边转为站床边，由站床边转为在床边走动，由在床边走动转为在房间内走动，由在房间内走动转为在走廊里活动。

（8）药物预防：遵医嘱使用抗凝药物。

4. 胸外科患者术后发生深静脉血栓危险吗?

答: 手术患者由于血液黏稠度高，血流不畅从而容易引起四肢（尤其是下肢）深静脉血栓形成，早期血栓容易脱落，沿着血流回流到心脏，进而被心脏打入肺动脉内，就会引起致命性后果——肺动脉栓塞。

5. 发现下肢深静脉血栓，该怎么处理?

答:（1）如果是手术前发生，可以在有血栓的肢体穿弹力袜，制动，预防血栓脱落。

（2）禁止按摩揉搓有血栓的腿，可适当抬高有血栓的腿。

（3）术后在引流情况不多的情况下，遵医嘱使用抗凝药物治疗。

（4）置入下肢下腔滤器。

6. 深静脉血栓脱落后，跑到肺里发生肺栓塞有什么危害?

答:（1）肺动脉将血液由心脏运送到肺脏，血液由肺脏摄取氧气并流回心脏，血液从心脏泵到身体的其他部分为组织提供氧气。

（2）当肺动脉被栓子阻塞，血液就不能获得足够的氧气，导致呼吸困难。

（3）大栓子可能引起很多阻塞以至于心脏必须用力泵血通过仍开放的肺动脉（大块肺栓塞），如泵出血液太少或心脏用力过度，患者会出现休克或死亡。有时血流的阻断会引起肺组织死亡（称为肺梗死）。

7. 肺栓塞表现的低氧、胸痛怎么和术后的低氧、胸痛区别?

答:（1）术后出现低氧在加大氧流量及面罩给氧后血氧饱和度会上升，但肺栓塞患者的低氧在采取上述措施后血氧饱和度上升缓慢；

（2）术后的胸痛大部分是伤口处疼痛，患者伤口牵拉胸口皮肤或引流管刺激引起的疼痛，肺栓塞引起的胸痛为致命性非心源性疼痛，超声心动图为肺动脉高压、右心扩大和右心负荷过重的表现。

8. 发生肺栓塞要做哪些检查?

答:（1）医生首先根据患者的肺栓塞风险、症状严重度及早期检测结果（比如胸部 X 光、心电图和血氧含量）等信息判断肺栓塞的可能性。

（2）如果肺栓塞的可能性不大，通常只会做血液 D- 二聚体检测，如果 D- 二聚体水平正常，则出现肺栓塞的可能性极低。

（3）如果肺栓塞可能性大或 D- 二聚体测试结果异常，则应进行其他检测，通常是一种或多种检测：腿部超声检查是无创性的，能确定肺栓塞的常见来源——腿部血栓。然而，该检查未发现血栓也不能排除肺栓塞。如果超声检查发现血栓，通常按肺栓塞予以治疗而不需进一步做检查，因为两种病症的治疗方式相同。

（4）CT 血管造影是最常用的诊断肺栓塞的图像检查。无创性的 CT 血管造影可迅速、准确地发现大的血栓。（图 9-11）

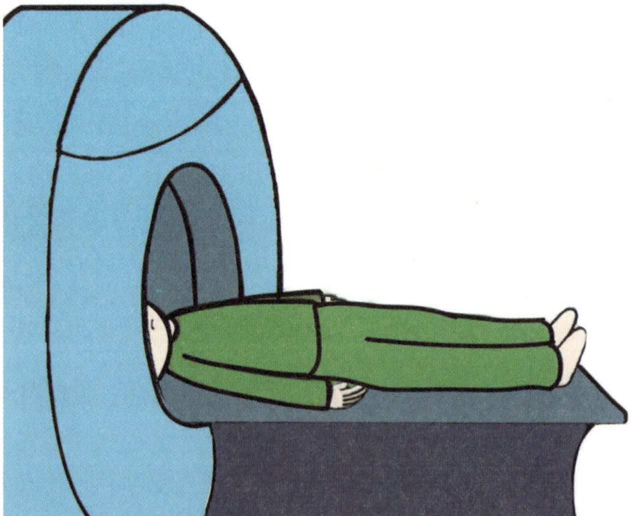

图 9-11　CT 血管造影图

9. 肺栓塞发生后，需要抗凝多久？

答： 抗凝药物用以防止已经形成的血栓继续增大和防止新的血栓形成。

（1）抗凝药物需用多长时间取决于患者的状况。如肺栓塞是由暂时的易患因素如手术引起，可治疗 3 个月。

（2）如果是由长期的原因引起，如长期卧床，治疗通常持续 6 ～ 12 个月，但有时必须无限期地持续进行，例如，反复发生肺栓塞者，常由遗传性凝血障碍或癌症所致，通常需要不定期地使用抗凝血药。

10. 肺栓塞治疗后，该怎么复查？

答： 除了由强烈的短暂 / 可逆风险因素引起的急性肺栓塞外，在第一次肺栓塞发作后存在终生静脉血栓栓塞复发风险。

（1）在抗凝治疗 3 ～ 6 个月后患者需要重新检查，权衡持续治疗的益处与风险，并决定抗凝治疗的时间和剂量，同时考虑患者的意愿。

（2）建议定期进行后续检查，例如：每年一次。定期复查时医生除了检查静脉血栓复发、癌症或抗凝出血并发症的迹象外，还会询问患者是否存在持续性或新发的呼吸困难或功能受限。如果是，则实施分阶段诊断检查以排除肺动脉高压或慢性血栓栓塞性疾病，并检测或治疗合并症。

总的来说，肺癌患者是肺栓塞高危人群，对肺栓塞的预防和治疗需贯穿整个病程，不能掉以轻心。

参考文献

[1] 原路瑶 . 预防性护理干预对下肢骨折患者术前下肢深静脉血栓形成的影响 [J]. 基层医学论坛，2021，25（30）.

[2] 贾磊，凌英 . 口服避孕药与下肢深静脉血栓形成的关系 [J]. 双足与保健，2019，28（24）.

[3] 梁凌云，赵骏达，林琳 . 卵巢恶性肿瘤临床干预前深静脉血栓发生的危险因素 [J]. 中国医药导报，2020，17（29）.

[4] 朱月娟，王志勇，还项坤，等 . 消化系统恶性肿瘤患者发生下肢深静脉血栓的影响因素分析 [J]. 血管与腔内血管外科杂志，2022，8（12）.

[5] 顾建平，徐克，滕皋军 . 下肢深静脉血栓形成介入治疗规范的专家共识（第 2 版）[J]. 介入放射学杂志，2019，28（1）.

[6] 马锦锋，刘欣 . 下肢深静脉血栓患者下腔静脉滤器置入术后静脉通畅率调查及其影响因素分析 [J]. 贵州医药，2022，46（4）.

[7] 李晓强，张福先，王深明 . 深静脉血栓形成的诊断和治疗指南（第三版）[J]. 中国血管外科杂志（电子版），2017，9（4）.

[8] 龙瑶，陈璐，洪馨雨，等 . 梯度压力弹力袜用于老年脑卒中患者对深静脉血栓形成的预防效果观察 [J]. 心血管病防治知识，2021，11（20）.

[9] 刘畅，黎俊雅，朱忠立，等 . 急性肺血栓栓塞症患者复发静脉血栓栓塞的危险因素研究 [J]. 实用心脑肺血管病杂志，2023，31（4）.

[10] 刘燕，钟飞，钟春蕾，等 . 肺栓塞及下肢静脉血栓解剖分布特征 [J]. 河南医学研究，2023，32（5）.

[11] 刘琳，朱红江，刘明阳，等 . 低分子肝素联合尿激酶治疗下肢深静脉血栓的有效性及对生活质量的影响 [J]. 中国临床保健杂志，2022，25（1）.

[12] 周杰良，邵超华，谭华侨，等 . 小剂量尿激酶溶栓联合抗凝治疗中危肺栓塞合并下肢深静脉血栓的疗效 [J]. 沈阳药科大学学报，2021，38（15）.

[13] 杨苏乔 . 肺血栓栓塞症诊治与预防指南 [J]. 中国医刊，2018，53（10）.

[14] 李湄蕾，吴尚洁 . 静脉血栓栓塞症复发风险评估研究进展 [J]. 中华结核和呼吸杂志，2021，44（8）.

[15] 王深明，武日东 . 下肢深静脉血栓形成治疗指南与实践 [J]. 中国实用外科杂志，2015，35（12）.

[16] 汪涛 . 漫话深静脉血栓 [M]. 北京：科学技术文献出版社，2022.
[17] 贺依林，杨慧霞 . 妊娠期及产褥期静脉血栓栓塞症的预防与治疗的相关问题 [J]. 中国临床医生杂志，2022，50（7）.
[18] 郭颖翰，王挺厅，俞楷博，等 . 不同治疗方案对抗凝、抗血小板药物相关性脑出血患者预后的影响 [J]. 浙江医学，2022，44（6）.
[19] 陈宇，杨涛 . 静脉血栓栓塞症抗凝治疗微循环血栓防治专家共识 [J]. 中华老年多器官疾病杂志，2017，16（4）.
[20] 满孝云，隋风翔，王侠，等 .1 例脑出血后合并血栓栓塞症患者的护理 [J]. 天津护理，2022，30（4）.
[21] 邓里娜，吴波 .《中国脑出血诊治指南 2019》更新要点及解读 [J]. 心脑血管病防治，2021（1）.
[22] 唐风如，林芸竹 . 抗凝治疗出血并发症的管理现状 [J]. 临床合理用药，.2023，16（10）.
[23] 王苏敏，杨玉金，颜兴伟，等 . 静脉血栓栓塞症病人下腔静脉滤器植入术围术期护理的研究进展 [J]. 护理研究，2021，35（2）.
[24] 中华医学会放射学分会介入学组 . 下腔静脉滤器置入术与取出术护理规范专家共识 [J]. 介入放射学杂志，2011，20（5）.
[25] 陈永辉，戴向晨 . 下腔静脉滤器置入适应证、并发症及其防治的研究进展 [J]. 血管与腔内血管外科杂志，2020，6（5）.
[26] 中国医师协会介入医师分会，中华医学会放射学分会介入专业委员会，中国静脉介入联盟 . 下腔静脉滤器置入术和取出术规范的专家共识（第 2 版）[J]. 中华医学杂志，2020，100（27）.
[27] 吴志祥 . 胸外科术后重症患者下肢深静脉血栓形成以及凝血状态分析 [J]. 临床合理用药杂志，2020，13（5）.
[28] 陈坚，李沁，党一平，等 . 经导管直接溶栓联合抗凝与单纯抗凝治疗下肢深静脉血栓的 Meta 分析 [J]. 临床外科杂志，2018，26（6）.
[29] 李燕，郑雯，葛静萍 . 下肢深静脉血栓形成介入治疗护理规范专家共识 [J]. 介入放射学杂志，2020，29（6）.
[30] 刘丽萍，李凯平，邓佳欣，等 . 周围血管血栓性疾病置管溶栓护理专家共识 [J]. 介入放射学杂志，2022，31（11）.
[31] 苏琴，潘道霞，汪欢，等 . 下肢深静脉血栓患者静脉置管溶栓治疗的护理 [J]. 护理与康复，2019，18（1）.
[32] 董训忠，秦金保，崔健，等 . 经皮导管接触溶栓腔内治疗与标准抗凝治疗用于急性下肢深静脉血栓的临床效果比较 [J]. 现代生物医学进展，2019，19（18）.
[33] 朱威，卢冉，余朝文，等 .D- 二聚体与纤维蛋白原联合静脉通畅度评分在下肢深静脉血栓置管溶栓中的应用价值 [J]. 中华全科医学，2022，20（6）.
[34] 张雅芝，王颖，褚彦香，等 . 踝泵运动预防成人围手术期下肢深静脉血栓最佳证据总结 [J]. 中华现代护理杂志，2022，28（1）.
[35]《血管与腔内血管外科杂志》编辑部，下肢静脉疾病外科治疗专家协作组 .AngioJet 机械血栓清除术

治疗急性下肢深静脉血栓形成的专家共识（2016 版）[J]. 血管与腔内血管外科杂志，2017，3（1）.
[36] 王秀利 . 早期活动对预防脑出血患者术后下肢深静脉血栓的效果分析 [J]. 中国医药指南，2020.18（21）.
[37] 范志英，谢素丽，潘文文，等 . 骨科大手术中物理预防患者深静脉血栓的研究进展 [J]. 护理学杂志，2021，36（12）.
[38] 李玉兰 . 医用弹力袜在预防肿瘤病人术后深静脉血栓形成中的应用研究 [J]. 临床检验杂志（电子版），2019，8（4）.
[39] 李明轩，郭连瑞 . 急性下肢深静脉血栓形成的治疗进展 [J]. 中国血管外科杂志（电子版），2022，14（3）.
[40] 魏小玲，苏芳芳，曾敏，等 . 急性脑血管病患者下肢深静脉血栓预防中预防性护理的应用效果 [J]. 中国医药指南，2023，21（11）.
[41] 苏威强，沈冬冬，付艳忠 . 溶栓药物联合大腔导管抽吸治疗下肢深静脉血栓 34 例 [J]. 安徽医药，2023，27（5）.
[42] 周亚婷，白琳，史颜梅，等 . 下肢深静脉血栓护理的研究进展 [J]. 解放军护理杂志，2017，34（24）.
[43] 俞洁，欧梦仙，王军，等 . 踝泵运动预防术后下肢深静脉血栓形成的应用现状 [J]. 中国护理管理，2020，20（12）.
[44] 郝建玲，植艳茹，徐洪莲 . 正压疗法用于下肢静脉疾病防治的中国专家共识 [J]. 军事护理，2023，40（4）.
[45] 李燕，莫伟，葛静萍 . 抗凝剂皮下注射护理规范专家共识 [J]. 介入放射学杂志，2019，28（8）.
[46] 杨苏乔 .《肺血栓栓塞症诊治与预防指南》解读——关于 VTE 治疗的更新 [J]. 中国医刊，2018，53（10）.
[47] 植艳茹，李海燕，陈燕青 . 梯度压力袜用于静脉血栓栓塞症防治专家共识 [J]. 介入放射学杂志，2019，28（9）.
[48] 胡建利，施雁，陈明君，等 . 踝泵运动口令视频在下肢深静脉血栓预防中的应用效果 [J]. 解放军护理杂志，2019，36（7）.
[49] 丁新，何岩 . 弹力袜联合体位护理在下肢静脉曲张患者中的应用效果 [J]. 中西医结合护理（中英文），2022，8（12）.
[50] 张凤 . 肿瘤患者行经外周置入中心静脉导管置管后伴发静脉血栓的干预化护理方法 [J]. 山西医药杂志，2019，48（1）.
[51] 白延霞，何玉琴，霍丹，等 . 肿瘤患者 PICC 并发血栓危险因素的调查分析 [J]. 贵州医药，2021，45（5）.
[52] 温萌，豆欣蔓，苗晓琦，等 . 肿瘤患者完全植入式静脉输液港导管相关性血栓形成危险因素的 Meta 分析 [J]. 中华护理杂志，2022，57（23）.
[53] 章萍，陈春 . 临床护理在预防心胸外科围手术期深静脉血栓形成的作用 [J]. 血栓与止血学，2018，24（2）.
[54] 吴文瑾，徐亦虹，柳小琳，等 . 中心静脉置管患者导管相关性血栓风险预测模型的系统评价 [J]. 中华护理杂志，2022，57（23）.
[55] 胡可纯，张强惠子，刘海飞，等 . 抗凝药物预防 PICC 导管相关性血栓形成的 Meta 分析 [J]. 医学信息，2023，36（19）.
[56] 简明，凌毕益，文安笑 . 神经外科术后下肢深静脉血栓形成的预防措施及护理观察 [J]. 中国实用医药，

2018，13（11）.
[57] 李宁，李新萍，杨明辉，等 . 老年髋部骨折的骨质疏松症诊疗专家共识 [J]. 中华骨与关节外科杂志，2021，14（8）.
[58] 张华华，熊英领，王芳芳，等 . 空气波干预对肝衰竭患者人工肝术后下肢深静脉血栓的预防效果分析 [J]. 当代医学，2022，28（13）.
[59] 岳辰，周宗科，裴福兴，等 . 中国髋、膝关节置换术围术期抗纤溶药序贯抗凝血药应用方案的专家共识 [J]. 中国骨与关节外科杂志，2015，8（8）.
[60] 周宗科，翁习生，曲铁兵，等 . 中国髋、膝关节置换术加速康复——围术期管理策略专家共识 [J]. 中国骨与关节外科杂志，2016，2（9）.
[61] 沈彬，翁习生，廖刃，等 . 中国髋、膝关节置换术加速康复——围术期疼痛与睡眠管理专家共识 [J]. 中国骨与关节外科杂志，2016，4（9）.
[62] 康鹏德，翁习生，刘震宇，等 . 中国髋、膝关节置换术加速康复——合并心血管疾病患者围术期血栓管理专家共识 [J]. 中国骨与关节外科杂志，2016，6（9）.
[63] 林媛 . 彩超对下肢骨折术前深静脉血栓筛查的意义 [J]. 双足与保健，2018，27（8）.
[64] 中华医学会呼吸病学分会 . 肺栓塞栓塞症诊治与预防指南 2018[J]. 中华医学杂志，2018，98（14）.
[65] 杜海霞，孙晓红，王婷 . 彩超对下肢骨折术前深静脉血栓筛查的意义探讨 [J]. 影像研究与医学应用，2020，4（13）.
[66] 韦宏意 . 浅谈 D- 二聚体检测的临床意义 [J]. 智慧健康，2018，11（4）.
[67] 张力，贺帅 . 深静脉血栓形成诊断中 D- 二聚体定量检测的临床应用价值 [J]. 血栓与止血学，2018，5（24）.
[68] 姚旭风，黄国顺 . 浅析上肢创伤骨折对深静脉血栓的影响及干预对策 [J]. 血栓与止血学，2018，2（22）.
[69] 李树灏，张堃，衡立松，等 . 下肢闭合骨折 24 小时内下肢深静脉血栓发生率及危险因素 [J]. 国际骨科学杂志，2019，40（5）.
[70] 曾思华 . 分析 D- 二聚体定量在血栓性疾病检测中的临床意义 [J]. 世界最新医学信息文摘，2019，19（38）.
[71] 高媛，薛亚娟 . 气压治疗对预防老年患者腹部手术后下肢深静脉血栓形成的效果 [J]. 血栓与止血学，2020，26（3）.
[72] 冯渭宁，王磊 . 急性肺栓塞与深静脉血栓形成诊断中检测 D- 二聚体的价值 [J]. 血栓与止血学，2020，4（26）.
[73] 张耀东，高攀，邓伟 .D- 二聚体与凝血因子联合检测在早期深静脉血栓形成患者中的诊断价值 [J]. 血栓与止血学，2021，1（27）.
[74] 胡晓敏，贺红，陈亚红，等 . 上肢骨折患者深静脉血栓评估及预防的最佳证据总结 [J]. 血管与腔内血管外科杂志，2021，3（2）.
[75] 中国骨科相关专家小组 . 创伤骨科患者围手术期下肢静脉血栓形成诊断及防治专家共识 2022 年 [J]. 中华创伤杂志，2022，38（1）.
[76] 中国康复技术转化及促进骨科加速康复专业委员会 . 骨科大手术加速康复围手术期静脉血栓栓塞症

防治专家共识2022年[J]. 中华骨与关节外科杂志，2022，15（10）.
[77] 黄艳艳，周汝航，闫玉侠，等. 间歇式气压治疗对肺癌患者下肢深静脉血栓形成的预防效果[J]. 血管与腔内血管外科杂志，2023，1（9）.
[78] 陈文韬，王宝军，白晓冬，等. 上肢骨折围手术期深静脉血栓形成的流行病学研究[J]. 血管与腔内血管外科杂志，2023，1（9）.
[79] 李辉. 中国胸部恶性肿瘤围手术期静脉血栓栓塞症预防与管理指南（2022版）解读[J]. 中国胸心血管外科临床杂志，2022，29（10）.
[80] 褚玲玲，陈萍，刘行，等. 肿瘤相关静脉血栓栓塞症防治指南的质量评价及内容分析[J]. 护理学报，2022，29（16）.
[81] 赵纪春，吴洲鹏，郭强，等. 肿瘤相关静脉血栓栓塞症治疗指南解读[J]. 中国普外基础与临床杂志2020，27（4）.
[82] 中国临床肿瘤学会肿瘤与血栓专家委员会. 肿瘤相关静脉血栓栓塞症预防与治疗指南（2019版）[J]. 中国肿瘤临床，2019，46（13）.
[83] 钟润波，王奕洋，韩宝惠，等. 中华医学会肺癌临床诊疗指南（2022版）解读[J]. 中国胸心血管外科临床杂志，2022，29（11）.
[84] 贾琎蕊，张怡，刘叶，等. 肺癌患者术后住院期间发生下肢深静脉血栓的危险因素[J]. 血管与腔内血管外科杂志，2023，9（1）.
[85] 谷思琪，皮红英，宋咪，等. 机械预防深静脉血栓形成的机制及应用研究综述[J]. 解放军医学院学报，2021，42（12）.
[86] 冯家钢，张剑青，方利洲，等. 颈内静脉穿刺置管误入锁骨下静脉并血栓形成1例报告[J]. 云南医药，2023，44（5）.
[87] 孙卫格，张冉，袁媛，等. 神经外科患者深静脉血栓发生率的Meta分析[J]. 中国卫生质量管理，2023，30（2）.
[88] 张培花，范金环，陈曦，等. 神经外科术后下肢深静脉血栓形成的危险因素分析[J]. 解放军医药杂志，2018，30（12）.
[89] 史雪玲. 运动及气压治疗预防神经外科重症患者下肢深静脉血栓的效果分析[J]. 中西医结合心血管病电子杂志，2020，8（6）.
[90] 高会会，黄贵卿，雷敏，等. 恶性肿瘤合并静脉血栓栓塞症患者危险因素分析[J]. 深圳中西医结合杂志，2023，33（8）.
[91] 龙瑶，陈璐，洪馨雨，等. 梯度压力弹力袜用于老年脑卒中患者对深静脉血栓形成的预防效果观察[J]. 心血管病防治知识，2021，11（20）.
[92] 管巧玲，马雯. 空气波压力泵预防神经外科术后昏迷患者下肢深静脉血栓的临床意义[J]. 齐齐哈尔医学院学报，2018，39（16）.
[93] 周婵，罗娟，谬应雷. 炎症性肠病发生静脉血栓的危险因素与治疗进展[J]. 临床内科杂志，2021，38（2）.

[94] 中国医药教育协会急诊医学分会，中华医学会急诊医学分会心脑血管学组，急性血栓性疾病急诊专家共识组 . 中国急性血栓性疾病抗栓治疗共识 [J]. 中国急救医学，2019，39（6）.
[95] 黄支隆，胡琼，姚红梅，等 . 消化道出血合并静脉血栓栓塞症 1 例报道并文献复习 [J]. 贵州医药，2017，41（6）.
[96] 中华医学会消化病学分会炎症性肠病学组 . 中国住院炎症性肠病患者静脉血栓栓塞症防治的专家共识意见 [J]. 中华炎性肠病杂志，2018，2（2）.
[97] 胡品津 . 重视炎症性肠病合并静脉血栓栓塞症的防治 [J]. 中华炎性肠病杂志，2018，2（2）.
[98] 张召潮，李全林，周平红 . 内镜诊疗围手术期静脉血栓栓塞症的预防 [J]. 中华消化内镜杂志，2023，40（1）.
[99] 杨苏桥 .《肺血栓栓塞症诊治与预防指南》解读——关于静脉血栓栓塞症预防的推荐意见 [J]. 中国医刊，2018，53（10）.
[100] 许哲，范晓溪，许顺 . 胸外科术后急性肺栓塞的诊断与治疗——附 37 例胸外术后急性肺栓塞病例的诊治经验 [J]. 中国肺癌杂志，2018，21（10）.
[101] 汤成春，马根山 .《2019 年欧洲心脏病学会急性肺栓塞诊断和管理指南》要点更新及解读 [J]. 中国介入心脏病学杂志，2019，27（9）.
[102]Konstantinides SV，Meyer G.The 2019 ESC Guidelines on the Diagnosis and Management of Acute Pulmonary Embolism[J]. European Heart Journal，2019，40（42）.
[103] 李积凤，杨媛华 .《肺血栓栓塞症诊治与预防指南》——关于静脉血栓栓塞症预防的推荐意见 [J]. 中国医刊，2018，53（10）.
[104] 刘小明 . 介入专科护理 [M] 长沙：湖南科学技术出版社，2010.
[105] 李海燕，林梅 . 血管外科疾病健康教育和应急预案 [M] 北京：人民卫生出版社，2023.
[106] 莫伟，秦月兰，王雪梅 . 介入护理学 [M] 北京：科学出版社，2023.

图书在版编目（CIP）数据

你问我答：静脉血栓栓塞症健康知识科普手册/张霞平，杨波，刘娟主编. ——长沙：湖南师范大学出版社，2024.7. ——ISBN 978-7-5648-5526-0

Ⅰ.R543.6-62

中国国家版本馆CIP数据核字第2024E2M276号

NIWENWODA

你问我答

——静脉血栓栓塞症健康知识科普手册

张霞平　杨　波　刘　娟　主编

出 版 人 | 吴真文
组稿编辑 | 周基东
责任编辑 | 黄道见　朱建国
责任校对 | 谢兰梅

出版发行 | 湖南师范大学出版社
地址：长沙市岳麓区　邮编：410081
电话：0731—88873071　88873070
传真：0731—88872636
网址：https://press.hunnu.edu.cn/
经　　销 | 湖南省新华书店
印　　刷 | 长沙雅佳印刷有限公司
开　　本 | 170 mm×240 mm　1/16
印　　张 | 9.75
字　　数 | 180千字

版　　次 | 2024年7月第1版
印　　次 | 2024年7月第1次印刷
书　　号 | ISBN 978-7-5648-5526-0

定　　价 | 40.00元